银龄时代——中国老龄社会研究系列丛书

杜 鹏 主编

中国老年人长期照护需求评估指标研究

董亭月／著

U0278279

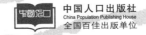

中国人口出版社

China Population Publishing House

全国百佳出版单位

图书在版编目（CIP）数据

中国老年人长期照护需求评估指标研究／董亭月著.
－－北京：中国人口出版社，2019.12
（银龄时代：中国老龄社会研究系列丛书／杜鹏主编）
国家出版基金项目
ISBN 978－7－5101－7021－8

Ⅰ.①中… Ⅱ.①董… Ⅲ.①老年人－护理－服务需求－评价指标－研究－中国 Ⅳ.①R473.59②D669.6

中国版本图书馆 CIP 数据核字（2019）第 289474 号

中国老年人长期照护需求评估指标研究
ZHONGGUO LAONIANREN CHANGQI ZHAOHU XUQIU PINGGU ZHIBIAO YANJIU
董亭月　著

责 任 编 辑	姚宗桥　刘继娟	
装 帧 设 计	刘海刚	
责 任 印 制	林　鑫　单爱军	
出 版 发 行	中国人口出版社	
印　　　刷	北京柏力行彩印有限公司	
开　　　本	787 毫米×1092 毫米　1/16	
印　　　张	14.75	
字　　　数	180 千字	
版　　　次	2019 年 12 月第 1 版	
印　　　次	2021 年 1 月第 2 次印刷	
书　　　号	ISBN 978－7－5101－7021－8	
定　　　价	68.00 元	

网　　　址	www.rkcbs.com.cn
电 子 信 箱	rkcbs@126.com
总编室电话	(010)83519392
发行部电话	(010)83510481
传　　　真	(010)83538190
地　　　址	北京市西城区广安门南街 80 号中加大厦
邮 政 编 码	100054

| 目　　录 |

第一章　绪论 ·· 1

一、研究背景 ··· 2

二、研究目标 ··· 6

三、研究意义 ··· 7

四、研究框架与思路 ······································· 8

五、研究方法 ··· 9

第二章　理论基础与文献回顾 ································· 13

一、理论基础 ··· 13

二、文献回顾与述评 ······································· 20

三、小结 ··· 37

第三章　老年人长期照护需求评估的系统范畴评价 ··········· 42

一、研究目的 ··· 43

二、研究方法 ··· 43

三、结果 ··· 54

四、讨论与分析 ………………………………………… 61

第四章 国际老年人长期照护需求评估实践 ………… 66

一、研究目的 …………………………………………… 66

二、资料来源 …………………………………………… 66

三、国际长期照护需求评估实践的个性与共性特征 ……… 67

四、代表性国家的长期照护需求评估政策改革 ………… 72

五、小结 ………………………………………………… 76

第五章 国内长期照护保险试点地区的评估方案 …… 77

一、研究目的 …………………………………………… 77

二、资料来源 …………………………………………… 77

三、国内长期照护保险试点评估方案的个性与共性特征 … 78

四、代表性地区的长期照护需求评估实践 ……………… 80

五、讨论和小结 ………………………………………… 89

第六章 个体功能维度的长期照护需求评估指标筛选 … 91

一、研究目的 …………………………………………… 91

二、研究方法 …………………………………………… 91

三、样本特征与描述 …………………………………… 99

四、回归模型结果 ……………………………………… 111

五、讨论与启示 ………………………………………… 129

第七章 照护内容、资源与环境维度的评估指标筛选 … 133

一、研究目的 …………………………………………… 133

二、研究方法 …………………………………………… 133

三、样本特征与描述 …………………………………… 138

四、回归模型结果 ……………………………………… 145

五、讨论与启示 ………………………………………… 158

第八章 基于综合分析法的指标体系构建 ……………………… 160

一、研究方法和目的 …………………………………………… 160

二、模块设置与指标选择 ……………………………………… 161

三、专家咨询与权重设置 ……………………………………… 163

四、指数构建 …………………………………………………… 167

第九章 讨论与总结 ……………………………………………… 171

一、主要工作与结果回顾 ……………………………………… 171

二、主要创新点 ………………………………………………… 174

三、研究展望 …………………………………………………… 174

参考文献 …………………………………………………………… 176

附录 中国老年人长期照护需求评估指标研究专家咨询问卷 …… 219

| 第 一 章 |

绪 论

长寿是社会经济发展的巨大成就,但人们在长寿的同时未必能够保持健康。研究者们发现,随着寿命延长,中国老年人的健康预期寿命与预期寿命的差距并没有显著降低(焦开山,2018;张文娟,杜鹏,2009;曾毅,2007;Zimmer et al.,2002)。实际上,随着年龄的增长,衰老和退行性疾病不断造成老年人身体活动能力和认知功能的弱化,进而导致老年人日常生活自理能力的下降。同时,因为社会角色的转变,老年人还面临社会交往频率下降、心理健康风险提升等问题。为了维持老年期的日常生活,老年人往往需要由外界提供的一系列包括健康护理、生活照料、社会参与等在内的照护支持。

当前,老龄化已成为中国不可逆转的人口发展新常态。在过去很长一段时间,基于孝道文化传统,中国老年人的照护支持都由家庭成员承担。但伴随着家庭规模小型化、人口流动性增强、女性劳动参与率提升、老年照护需求多元化等人口结构因素和社会现代化转型,老年人的照护支持逐渐超出家庭范畴,发展为一项社会问题,对现行社会治理提出挑战。发展社会养老服务,建立长期照护体系来应对日益严峻的照护压力已成为"中国特色养老道路"的重要举措(彭希哲等,2017;杜鹏,2016)。

2015年的《国民经济和社会发展第十三个五年规划建议》提出要"探索建立长期护理保险制度"。2016年6月27日,人社部发布《关于开展长期护理保险制度试点的指导意见》(以下简称《指导意见》),在全国选取上海市、重庆市、广州市等十五个试点城市开展长期照护保险①试点工作,希望利用一至两年时间在试点地区积累经验,以争取在"十三五"期间形成适应中国社会主义市场经济体制的长期照护保险制度政策框架。随着试点工作的不断推进,关于保险受益对象认定与长期照护需求评估的讨论日趋科学化。在此政策窗口期,试点地区陆续出台了各具地方特色的保险受益对象与照护需求评估标准。我们迫切需要通过政策对比研究,确定各地推行的评估标准中哪一类更适合向全国推广;需要通过实证研究,论证采用哪些长期照护需求指标能够提高需求评估的客观性、准确性、有效性,为老龄工作部门制定合理长效的长期照护政策提供可靠依据。本书将关注"长期照护需求评估(Long – term care needs assessment)"问题,将政策实践难题与实证研究紧密结合,研究老年人长期照护需求的量化规律,尝试提出符合中国国情、能够适应地区间经济社会发展水平差异性的长期照护需求评估标准,进而为发展以"需求为导向"的长期照护服务供给提供依据,为进一步优化长期照护资源配置、增强老年人获得感、提升长期照护服务质量奠定基础。

一、研究背景

(一)人口老龄化程度加深,老年人口的照护需求多样化

在2000年底,中国65岁及以上老年人口比例达到7%,正式进入老龄

---

① 长期照护保险又被称为长期护理保险、长期照料保险、长期医疗护理保险等,名称暂不统一,但内容类似。本书采用"长期照护保险"一词。

化社会,此后人口老龄化呈现加速发展态势。国家统计局最新统计数据显示,截至 2018 年底,中国 60 岁及以上老年人口数量达到 2.49 亿,占总人口的 17.85%。同时,伴随人口预期寿命延长、城镇化速度加快及生育政策调整,中国人口老龄化呈现出如下特点。

第一,老年人口规模大。考虑到鼓励生育政策的有限影响,人口预测数据显示,到 2025 年老年人口数量将达到 3.01 亿,占总人口比例上升至 20.81%;到 2041 年老年人口数量将上升至 4.28 亿,占总人口比例首次超过 30%(30.01%);到 2050 年老年人口规模将达到 4.83 亿,占总人口比例上升至 34.1%,此后将长期维持在 30% 以上的高峰平台(杜鹏,翟振武,2005)。预计在 2080 年之前,中国将一直是世界上老年人口规模最大的国家。

第二,老年人口高龄化趋势明显,失能、失智老年人口规模增长快。2015 年 1% 人口抽样调查数据显示,2015 年中国 80 岁及以上高龄人口规模为 0.26 亿,占老年人口总量的 11.79%;预计到 2050 年高龄人口数量将突破 1 亿,约占老年人口总量的 1/4,此后将长期保持在 1 亿左右(翟振武,陈佳鞠,李龙,2016)。2014 年中国失能和半失能老年人口接近 4 000 万人(吴玉韶,王莉莉,2014);到 2030 年中国失能和半失能老年人口数量将达到 6 168 万人,到 2050 年将上升至 9 759 万人(国家应对人口老龄化战略研究组,2015)。同时,2015 年,中国 60 岁及以上人口痴呆症患病人数有 950 万人(国际阿尔茨海默症协会,2015),到 2030 年患病人数预计达到 1 645 万人(李昂,2015),到 2050 年患病人数将达到 2 734 万人,患者数量将占到世界的 1/4(国际阿尔茨海默症协会,2006)。随着高龄、失能、失智老年人口数量的增长,老年长期照护需求激增。

第三,老年群体的异质性增强。老年人的经济社会特征是多样化的。一方面,老年人口的受教育程度、经济独立性不断增强。2015 年,中国老年人口的人均受教育年限为 6.02 年,文盲率从 2000 年的 47.54% 下降为

20.19%。同时,随着中国社会经济的发展和社会保障制度的进步,依靠离退休金、养老金生活的老年人比例从 2000 年的 19.61% 提高到 2015 年的 30.21%,依靠家庭成员供养和劳动收入生活的比例则分别从 2000 年的 43.83%、32.99% 下降为 2015 年的 36.68%、23.47%。另一方面,老年人口空巢化、独居化居住方式趋势明显,2015 年,35.62% 的老年人口选择独立居住或仅与配偶同住。随着老年群体的生活方式、消费能力与养老观念的多样化,老年长期照护需求发展也日渐多样化。①

(二)社会化养老服务快速发展,但存在供需失衡问题

改革开放四十年来,社会化养老服务发展逐渐深入,形成了“以居家为基础、社区为依托、机构为补充”的普惠型、大众化、社会化养老服务体系。2012 年《中华人民共和国老年人权益保障法》修订通过,从立法层面对家庭和社会的照护责任做出了明确规定。一方面,明确赡养人为老年人提供生活照料的义务;另一方面,重视发展城乡社区养老服务和专业养老服务机构,强化了社会化老年照护资源的供给。2010 年以来,政府密集出台了多项重要的法规制度文件以及配套政策,加快发展养老服务业。截至 2017 年底,中国各类养老服务机构共 15.5 万个,其中社区养老机构设施 4.3 万个,社区互助型养老设施 8.3 万个;各类养老服务床位数 744.8 万张,每千名老年人拥有养老床位 30.9 张;其中社区留宿和日间照料床位总计约 338.5 万张,城市所占比例高于农村(中华人民共和国民政部,2017)。

近年来,尽管中国的老年服务事业有所发展,但由于对老年照护缺乏理论思考和研究,在某种意义上导致目前长期照护服务体系呈现“碎片化”状态,至今尚未形成成熟的长期照护服务市场。在政策制定与服务发展过程中更多“以资源为导向”而非“以需求为导向”,导致照护服务供给错位严重。从居家、社区养老服务,到机构养老服务与健康卫生服务,都存在“供

①　数据来源:国家统计局,2015 年国家统计局 1% 抽样调查数据。

给过剩"与"需求未满足"并存的问题（曹杨,2018;王永梅,2017;王莉莉,2012）。

（三）长期照护保险制度推进照护资源整合

对于上述长期照护需求激增、养老服务供需失衡等问题,《民政事业"十三五"规划》提出,要探索建立长期照护保障体系,并深化养老服务供给侧改革,为发展专业照护服务以保障老年人长期照护需求提供良好的政策、市场环境。2016 年 6 月 27 日,中国人力资源和社会保障部办公厅发布《指导意见》,在全国选取上海市、重庆市、广州市等十五个试点城市开展长期照护保险试点工作,计划利用一至两年时间在试点地区积累经验,以争取在"十三五"期间形成适应中国社会主义市场经济体制的长期照护保险制度框架,保障长期照护体系的筹资基础。

2016 年至 2018 年,各试点地区的长期照护保险政策纷纷出台、落地。在《指导意见》框架下,各地结合本地人口、社会、经济状况,制定了有关参保对象、筹资方式、资格评定方法、待遇支付方式与标准等内容的政策细则。同时,在政策推动下,各试点地区也初步形成了包含医疗机构照护、养老机构照护、居家照护在内的多层次服务体系（杨菊华,2018）,有效促进了长期照护服务资源的整合发展。截至 2017 年底,有 61.3 万老年人领取护理补贴,354.4 万老年人领取养老服务补贴（民政部,2017）。但由于长期照护保险制度的内容相当复杂,当前政策框架下的具体实施方案还有待论证。想要在制度设计上兼顾政策公平与效率,实现制度保障的广覆盖、高水平以及可持续性发展,还需要我们以科学的长期照护需求评估为基础,实现精准的服务供给、可控的服务保障与有效的服务满足。

综上所述,在中国人口老龄化不断加剧的背景下,失能、失智老年人规模将大幅增加,老年人口的高龄化将持续走高,老年人家庭的核心化、空巢化甚至独居化的趋势将进一步加剧（吴玉韶,2014）。因此,在未来很长一段时间内,中国老年人对长期照护需求将不断膨胀,并且在老年人受教育水平提高、收入保障完善与消费观念转变的基础上多样化发展。然而，囿于碎片化的长期照护服务供给体系和探索期的长期照护保险制度建设，现有的照护服务设施与人才难以有效满足老年人多样化的长期照护需求，且难以保障服务的公平性与效率性。如何行之有效地评估老年人的长期照护需求，为实现供需之间的数量平衡和内容匹配提供依据，是当前重要的老龄议题。

二、研究目标

长期照护需求评估指标的设计是长期照护保障体系建设的"守门员"，关系到长期照护保障对象的认定、照护服务的供给和保障体系的可持续发展。基于此，探索长期照护需求的量化规律，筛选具有有效性、可靠性和地区适应性的长期照护需求评估指标是本书的核心研究目标。

为此，本书提出以下三个具体研究目标。

（1）从理论层面，对老年人长期照护需求要素与影响因素进行分析，建立长期照护需求评估的整体分析框架，并作为后续对中国老年人长期照护需求评估指标进行实证研究的前提和基础。对长期照护需求的要素分析主要在于探讨长期照护需求评估的维度；对长期照护需求影响因素的分析则包括个体与环境因素的分析，以及这些因素对评估指标选取的影响。

（2）从实践层面，对国内外长期照护需求评估实践的发展历程与现状进行分析，深入探讨各地区长期照护需求评估工具的特征与局限，总结各地区长期照护需求评估指标选取与调整的经验，并作为后续中国老年人长期照护需求评估指标体系构建的基础。

（3）以实证为基础，利用大型调查数据分析长期照护需求评估指标在中国老年人群中的有效性、可靠性和适用性，并在综合分析的基础上构建中国老年人长期照护需求评估指标体系。

三、研究意义

中国人口老龄化、高龄化、空巢化、失能化、慢病化并发的态势和家庭内外结构的变迁，导致需要照护的老年人口在总人口中的占比不断提升，传统的养老照护方式也不断受到冲击。了解中国老年人长期照护需求的量化规律以及评估方式，对于中国在积极应对人口老龄化和实施健康中国战略背景下，有针对性地逐步建立和完善长期照护保障制度，扩大长期照护服务供给，提高长期照护服务质量，实现健康老龄化，维护社会稳定、提高人民生活质量具有重要的现实意义。

在理论方面，本书克服以往单纯从实践或理论角度探讨老年人长期照护需求评估的局限性，以中国老年人长期照护需求评估的整体分析框架为基础，利用理论、实践与实证相结合的方式开展研究，丰富了该领域的理论工具与研究方法。同时，本书从跨学科研究视角分析老年人长期照护需求的量化规律，综合讨论中国老年人长期照护需求评估指标的有效性、可靠性与适用性，拓展了长期照护需求评估的研究视野。

在实践方面，本书提出长期照护需求评估的理论认识与实证依据，能够为长期照护保险制度和长期照护需求评估方案的设计、完善提供参考依据，有助于推进中国长期照护保障制度的整体规划。具体而言，本书探讨长期照护需求评估工具在不同人群之中与不同区域之间的适用性，并尝试探索模块化的指标体系建设，有助于改善长期照护制度建设的公平性，也有利于提高长期照护体系管理的效率。另外，本书推进长期照护需求评估从功能障碍的终端结果向功能障碍发展的早期预防拓展，深化服务提供者和接受者对长期照护需求发展规律的认识，并推进长期照护服务由晚期维持向中期干预和早期预防发展，减缓或维持个体的功能受限进展，减轻照护压力并降低照护成本。最后，本书从个体需求与环境互动的视角筛选长期照护需求评估指标，有助于推进照护服务接受者与提供者在客观评估框架下的对话,既提高评估对象对长期照护的接受度,也为服务提供者发展服务内容、提高服务质量提供参考,为实现以需求为导向、供需平衡的长期照护服务体系建设奠定基础。

总之,长期照护需求评估是制定、规划与调整长期照护保障制度的关键依据。本书从理论、实践与实证方面,系统讨论中国老年人长期照护需求评估的指标选择与使用,其结论和研究方法对于进一步研究健康老龄化背景下的长期照护需求演变具有一定的参考价值和指导意义。

四、研究框架与思路

长期照护需求评估既是一个方法上的问题,也是一项理论问题,在某种程度上还涉及政策问题。为了回应这个集老年学、护理学、社会医学以及社会保障研究为一体的综合性问题,本书依据以下思路(图1-1)开展三个阶段的研究。

第一阶段,引入Lawton功能结构理论、马斯洛需求层次理论、健康老龄化理念等,提出老年人长期照护需求层次理论假设。介绍已经在国内外研究中得到证实的有关长期照护需求的量化方法、影响因素。系统分析与评价国内外老年人长期照护需求评估研究,构建一个内容全面、归类合理的长期照护需求评估分析框架。

第二阶段,介绍国际长期照护需求评估政策与改革历程,总结国际老年人长期照护需求评估实践的经验与教训。分析国内长期照护保险制度试点过程中实施的长期照护需求评估政策,并选取代表城市剖析长期照护需求评估实践的特征与问题,探讨中国长期照护需求评估的发展路径。

第三阶段,运用全国性代表数据实证分析方法,适用于中国国情的长期照护需求评估指标。一方面,充分利用现有数据资料分析多维度评估指标与老年人长期照护需求的相关性,筛选出具有可操作性和敏感性的评估指标。另一方面,检验评估指标在不同城乡地区、不同性别人群之中的适用性。最后,利用综合评价法,以前期的定性、定量资料为基础,提出构建模块化老年人长期照护需求评估指标体系的思路,并利用专家咨询法修正指标体系、确定指标权重,并最终构建综合了实证依据和实践经验的评估指数。

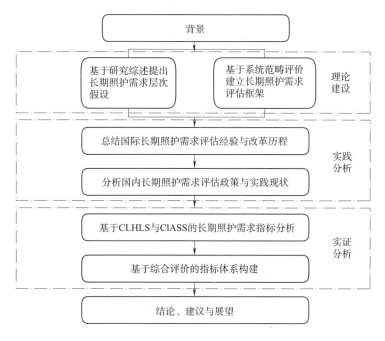

图1-1 研究框架

五、研究方法

(一)系统性文献范畴分析法

关于长期照护需求评估,国内外已有非常丰富的研究,并形成了包括照护对象认定、需求等级评估、服务方案评估在内的几十种评估指标体系(江海霞等,2018),但目前很少有研究以长期照护需求的概念界定为基础,聚焦于老年人的长期照护需求的操作化。大量研究关注的是某一个或某部分失能指标所代表的长期照护需求,缺乏探讨当前长期照护需求评估的科学性、有效性与可靠性的研究,对于该领域中整体状况的研究是非常有限的。

为解决此问题,本书选择采用"循证社会科学研究方法"(拜争刚等,2018),对当前已有关于"长期照护需求评估"的实践、研究经验进行梳理,将其转化为不同级别的"证据",并参考当前可得的最佳证据,综合确定当前的长期照护需求评估维度。实际上,循证研究是在社会科学实践领域"科学化"过程中形成的前沿研究方法。20世纪八九十年代"循证医学(evidence – based medicine)"的突破性发展,推进了"循证实践(evidence – based practice)"方法的形成。而其向社会科学实践领域的拓展,促进了循证心理学、循证社会服务、循证管理学、循证教育学、循证社会工作等学科领域的发展,最终深化了社会科学领域循证科学化进程(杨文登,叶浩生,2012)。循证研究能够将最佳证据、案主的价值观和期望以及专业知识有机结合,为实践提供专业化、科学化的决策依据。本书首次将循证研究方法引入中国老年学研究,推进这项以证据为本的实证研究方法(童峰等,2017)在老年学学科领域的发展,也推进长期照护需求评估实践研究的科学化。

从方法上看,社会科学系统评价是针对某一具体问题,通过系统全面地梳理已发表或未发表的有关文献,筛选出符合纳入标准的文献,并根据研究质量标准严格评价已有文献,最后对通过筛选的文献进行定性分析或定量合成的研究方法(李幼平等,2016)。通过对已有理论、研究、决策与实践经验的系统评价及证据转化,将有助于推进决策依据的专业化、科学化和有效性。这一研究过程具有方法科学、实施严谨、过程透明、可重复、可更新、结论客观可信等特点,为社会科学领域的循证决策和实践提供高质量的证据(杨克虎,2018)。

具体而言,本章通过系统性文献范畴分析研究(Arksey and O'Malley,2005),了解目前国内外老年人长期照护需求评估工具,分析长期照护需求的概念界定,明确长期照护需求的评估维度范围,并对系统提炼出来的评估指标进行分类和归纳,建立中国老年人长期照护需求评估分析框架。

(二)案例分析法

为了深入了解实践过程中长期照护需求评估的现实需求与突出问题,明确长期照护需求评估的发展历程与研究方向,本书选取国内外各四个国家和地区进行案例分析,细致探讨国内外长期照护需求评估应用的成就与挑战,总结各地长期照护需求评估指标选取与调整的特征与经验,为后续中国老年人长期照护需求评估指标体系的构建奠定基础。

个案研究所使用的资料包括地方政府部门提供的政策文件、档案文件和汇编材料,媒体的相关报道以及实地调研过程中对一些关键人物的访谈等。

(三)定量分析法

为了筛选出能够有效评估老年人多层次长期照护需求的评估依据,本章选取具有全国代表性的调查数据,通过定量分析法,筛选能够可靠、有效地评估中国老年人长期照护需求的评估指标,并检验评估指标的信度及在不同区域和性别老年群体中的评估效度。

首先,在数据上,本章选择中国老年人健康影响因素跟踪调查(CLHLS)(北京大学健康老龄与发展研究中心,2019)和中国老年社会追踪调查(CLASS)(中国人民大学中国调查与数据中心,2019)两项相结合。之所以选择这两项数据集,是因为长期照护需求评估指标的覆盖范围较广泛,包括老年人的个体功能、照护内容、照护资源与环境等方面,一项单独的数据集确实难以满足分析需求。相对而言,CLHLS调查有着丰富的关于老年人个体功能、临终前长期照护需求时长等资料;CLASS调查则非常关注老年人社会支持、照护资源及照护环境等信息的收集。将两项调查数据结合起来,为长期照护需求评估指标的检验提供了全面而可靠的分析基础。

其次,在分析方法上,为了具体分析哪些指标显著影响中国老年人的长期照护需求程度,本章采用截面数据分析方法与面板数据分析方法相结合的方式,利用 Tobit 回归模型、序次 Logistic 回归模型和随机效应序次 Logistic 回归模型,分析多维度评估指标和老年人多层次长期照护需求因素的相关程度,筛选出与老年人主客观长期照护需求强度显著相关的评估指标,并将通过效度检验的评估维度与指标纳入评估指标体系。同时,利用克隆巴赫系数(Cronbach's Alpha,1951)对评估指标进行内部一致性检验。这个一般性的信度系数提供了一个我们所期望的信度的最小估计值。α 系数值越大,评估指标的信度越高,毕竟评估指标的实际信度系数不会低于此 α 系数。

(四)综合分析法

在已通过全国性代表数据实证分析筛选出合适指标基础上,为了进一步优化指标体系,对评估维度及指标进行赋权,本章利用综合分析法,通过专家咨询与矩阵对偶分析,对各评估维度和指标的重要性进行测度和赋权。

具体而言,研究者邀请了 11 位熟悉长期照护需求评估研究的专家学者,以及具有丰富实践经验的长期照护实践者参与咨询与决策,整合了长期照护研究者与实践者的丰富经验与思考。在分析方法上,本章参考层次分析法(邓雪等,2012;刘莹昕等,2014;董君,2016),采取矩阵对偶分析法对咨询专家的经验判断进行量化分析,增强决策依据的准确性(西平,1998;景英,2002)。

理论篇

第 二 章

理论基础与文献回顾

一、理论基础

长期照护需求评估是一个跨学科的研究方向,涉及老年学、护理学、社会医学以及社会保障研究等研究领域。本章依据以下思路进行理论回顾:首先,紧扣长期照护需求评估的目标与缘起,梳理老年学和社会医学领域的健康老龄化及失能理论;其次,为了明确长期照护需求的量化规律,深入探查老年学和心理学领域的个体功能结构与需求层次结构理论;再次,围绕长期照护需求评估的实践与应用,对预防医学领域的健康管理理论进行回顾;最后,为分析长期照护需求评估的政策边界与意义,对社会政策相关理论进行回顾。

(一)健康老龄化理念

长期照护体系建设以及长期照护需求评估目标的制定深受老龄社会"认识论"的影响,其中健康老龄化是指导我们认识老龄社会的重要理论基础。

健康老龄化理念最初由欧洲老年学研究者提出。他们对个体生理、心理的衰老过程进行长期研究发现,个体的身心衰老虽然不可逆转但其过程可以延缓或者推迟(邬沧萍,姜向群,2011)。基于此,他们强调从生物医学角度进行老年期疾病预防和健康促进,最终实现健康老龄化。1990年,世界卫生组织(以下简称"世卫组织")正式提出"健康老龄化"理念,其核心是要从医疗保健视角着眼,关注老年人的健康问题,强调缩短生命带病期,尽可能维持老年人的活动功能,以提高大多数老年人生命质量。2002年,世卫组织在"健康"的基础上增加了"保障"和"参与"两个维度,提出了"积极老龄化"框架。以此框架为指导,个体"健康"与独立性、社会参与等社会功能形成联系,拓展了其内涵。2015年,世卫组织发布《关于老龄化与健康的全球报告》,重新将"健康老龄化"定义为"发展和维护老年健康生活所需的内在能力和功能发挥的过程"。其中,内在能力指老年人有基因遗传、个体特征及健康行为导致的个体在任何时候都能动用的全部体力和脑力的总和;功能发挥指老年人与居住的生活环境之间的互动关系,包括促进个体按照自我价值和偏好来生活的各类相关因素。

相较于传统的健康老龄化只强调个体健康状态的维持而言,新的健康老龄化更注重与内在能力、外界环境相联系的个体功能发挥,不仅需要我们以健康卫生促进为基础,维持个体的内在能力,还需要通过关爱老年环境等建设,实现老年人与生活环境的良好互动,并维护其独立与尊严。基于此,长期照护作为一项重要的公共福利,需要通过政府、家庭、社区、市场之间的合作共同提供,其目的在于为功能已丧失或者有严重功能丧失风险的老年人提供长期支持性服务,以维护老年人的基本人权、自由与尊严,减少急性医疗服务的不当使用,帮助家庭避免高昂的医疗费用,将妇女解放出来去承担更多的社会功能,并通过风险共担构建社会凝聚力。在此背景下,发展老年人长期照护需求评估不仅需要评估个体的内在能力,还要关注个体在一定环境下的功能发挥,是包含个体生理需要与社会服务需求的综合评估概念。

另外,"健康老龄化"理念认为,促进健康老龄化是一种投资(invest-ment)而非消费(cost),外界要努力增强老年人个体的生理与心理健康功能,使老年人在与有利的外界环境(家庭、居住、人际关系等微观环境,也包括社会观念、公共政策等宏观环境)互动中充分发挥其功能(WHO,2015)。长期以来,我们一直在以"歧视"的态度为老年人提供着照护服务(Xenia,2015),认为老年人是弱者,他们需要别人的照护以维持基本生存。例如,人们会担心老年人医疗照护会造成公共卫生支出激增,如果更多的青壮年照护老年人会减少其对经济发展的贡献,需要被照护的老年人对于社会的发展是无益的等观念。健康老龄化的理念指导我们重新认识老年人长期照护的出发点:一是老年是个体生命周期的必然阶段,得到照护是人的权益的一种体现;二是老年人是社会生产力的一部分,照护他们是为了实现老年人的健康老龄化,从而最终实现经济社会的发展。

(二) 失能的医学与社会模式

失能是人们需要长期照护支持、友好环境支持的关键原因。人们对失能出现的原因、过程及结果的认识直接影响长期照护需求评估依据的选择。人们对失能的认识经历了一个从医学模式至社会模式的发展过程。

世卫组织于 1980 年制定了《国际残损、残疾和残障分类(ICIDH)》标准,将失能定义为"身体部位受损导致的个体无法完成从日常生活照料到社会角色实现等一系列社会预期的活动"的状态。在此架构中个体的功能丧失经历了从"疾病(disease)或生理异常(disorder)"至"器官或健康损伤(impairment)",再至"功能障碍(disability)",最后到"残障(handicap)"的过程。此框架主要强调疾病形成的过程与疾病对健康的影响,阐述了由疾病发展至残障的单向历程。由于该框架以"病人角色"为基础,认为个体的失能属于生理疾病导致的非常态的、不健康的状态,相关研究也侧重病因(Etiology)、病理(Pathology)和临床表现(Manifestations)等,所以研究者们将此种失能模式与过程总结为"医疗模式(Medical Model of Disability)"。

在此理念之下,个体的照护需求主要是疾病治疗和康复训练需求。

然而,这一模式仅看到了失能的生物医学方面的原因与结果,而忽视了心理因素和社会因素,如环境障碍、歧视等造成的身心障碍(Oliver,1996),也无法适用于那些存在功能障碍但并未患病的个体,或者身患疾病但因为疾病控制状态良好和环境支持而没有丧失活动能力的个体(Fougey-rollas,1995),更无法完整地了解身心障碍者在社会生活中所面对的困境与挑战。所以,研究者们在此理论基础上,进一步提出失能的社会模式(Social Model of Disability),认为失能其实是个人与其所处之社会、环境的互动下的产物,而且失能的发生是一个逐渐失去个人的身心及社会正常功能的过程。美国医疗康复研究中心(National Centre for Medical Rehabilitation Research,NCMRR,1993)指出失能的过程是由病理(pathology)、生理损伤(impairment)、功能障碍(functional limitation)发展至失能(disability)和社会限制(social limitation)的过程。将社会限制作为失能过程的最后阶段,丰富了个体功能障碍与社会环境的互动过程,也进一步推进了“社会模式”的发展。

基于此,2001年,世卫组织发布《国际功能、残疾和健康分类》标准(International Classification of Functioning,Disability and Health,ICF),从身体功能及结构(如心智功能、感官功能、言语功能)、活动能力(如认知、移动、自我照顾、居家活动、与他人相处等)与参与(如上学、就业、参与娱乐休闲、社区活动等)这三个不同层面去理解个体功能(human functioning)。ICF标准是当前国际公认的综合性长期照护需求评估标准,在推进各国运用统一的标准、语言和框架来描述个体健康领域以及健康相关领域的状况方面有很大贡献。依据ICF标准,个体的身心功能是失能评估的主要依据,且这些功能受到个体健康状况和个人因素如性别、年龄、种族、教育程度、生活方式等的影响。另外,环境因素也发挥着重要的影响,不同类型的环境对于同一个体在特定健康状况下而言有着不同的影响:存在阻碍因子或缺乏促进因子的环境会限制个体的身心功能,而存在促进因子的环境则会增强个体的身心功能。基于此,个体的失能评估以个体的生理、心理限制因素为基础,同时受到社会情境的影响,并主要由生理、心理障碍与社会情境的互动结果产生。

2010 年,世卫组织从全套 ICF 标准中进一步筛选出世卫组织失能评定量表(WHODAS 2.0),以更高效、敏感地评估个体接受干预前后的功能变化。WHODAS 2.0 标准包括全版(36 项)和简版(12 项)两个版本,主要关注个体在近期 30 天内的认知、走动、自理、人际交往、生活活动和社会参与六方面的功能发挥情况。目前,该标准已应用于世卫组织开展的各项心理与生理健康的调查之中(毕胜,2016)。总体而言,当前对失能状态的评估已从单一的疾病诊断与活动能力评估,发展至包含个体身心功能评估、社会参与、人际交往等在内的综合评估。在此框架下开展长期照护需求评估要求我们既关注个体的身心功能,又关注个体与环境的互动,尤其是环境对个体的支持,以及个体对环境的适应。

(三)劳顿功能结构理论

在个体衰老进程中各项功能的丧失存在一定次序性与关联性(Katz,1983)。美国老年学家鲍威·劳顿(Powel Lawton,1982)为大家描述了一个功能结构模型。在这个模型中,个体的功能被视为一系列具有层次结构的活动领域,每个活动领域都包含一组功能,而这些功能具有从简单到复杂的完成顺序。

鲍威·劳顿认为,功能丧失的层次结构主要源于功能发挥需要完成任务的复杂程度存在一定层次结构。首先,生命维持(life maintenance)是任务复杂程度最低的功能,其次是躯体健康(functional health),再次是感知—认知功能(perception - cognition),最后是日常生活自理能力(physical self - maintenance)和工具性日常生活自理能力(instrumental self - maintenance)。任务复杂程度最高的则是社会行为(social behavior)和自我实现(self - actualization）。尽管每一个层次的功能发挥对个体内在能力的要求都比前一个层次的功能复杂，但每个功能领域内部和领域之间的任务复杂程度都存在差异（Powel Lawton，1982）。这一理论启发我们，在长期照护需求评估过程中，一方面，要有目的性地对个体的需求层次进行归类，另一方面，要最大限度地尊重个体的差异性与自主性。

（四）马斯洛需求层次说

美国心理学家亚伯拉罕·马斯洛（Abraham Harold Maslow，1987）认为，个体的需求包括：生存需求、安全需求、爱和归属感需求、尊重或自我实现的需求。需求的满足具有一定的优先顺序。低层次需求满足的迫切性、自主性更高，而高层次需求的满足更能长久地推迟且更不容易被察觉。相对而言，与高层次需求相比，低层次需求与躯体的相关程度更高，可观察到的可能性也更高。而且高层次需求的实现以低层次需求的满足为前提，且还要具备更好的内在条件和外部条件。内在条件在于个体的健康、寿命、睡眠等身心功能，外部条件则包括家庭、社会、经济条件等。

亚伯拉罕·马斯洛还提出满足健康概念（gratification health），认为需求的满足程度与心理健康状况密切相关，随着一系列高层次需求的满足，个体的心理健康程度也不断增强。

基于需求层次理论，我们可以认识到老年人的长期照护需求满足也具有一定的层次性和优先级。其中，基本日常生活与健康状况的维持属于基本需求，具有较强烈的迫切性；老年人的心理健康与认知功能的发挥属于较高层次的需求，其满足需要以前一层次的需求满足为基础；老年人的社会交往和参与需求则属于更高层次的需求，其实现能够有效提升老年人的生活质量与健康状况。但这一层次的需求容易被老年人和社会忽视，需求满足的程度也更有弹性。

（五）健康管理理论

健康管理属于医学研究领域，是基于健康需求对健康资源进行计划、组织、指挥、协调和控制的过程。它主要运用现代生物医学、行为科学、管理科学等交叉学科的理论、技术和方法,对个体或群体健康状况及影响因素进行全面、系统、连续的识别、评价和干预,其宗旨是调动个体和群体乃至整个社会的积极性,有效地利用有限的资源来达到最大的健康效果(张开金,夏俊杰,2013)。健康管理的过程包括健康信息采集、健康和疾病风险评估以及健康干预。健康管理的基本方法是以健康风险评估为依据,对服务对象进行分类,并以服务对象的需求为导向提供差异化的健康管理服务,实现维护其健康的目的。健康管理的内容包括生活方式、需求、疾病、灾难性伤病、残疾等管理。

健康风险评估(Health risk appraisal,HRA)是健康管理的核心内容。它通过收集和跟踪反映个体身体健康状况的各项信息,利用预测模型来确定服务对象目前的健康状况和发展趋势,帮助服务对象了解当前健康问题存在的危险性,并为服务对象提供保持或改善健康的方法。HRA 的目的在于降低个体患病的风险性,维持与个体年龄一致的良好状态,提高个体的生命质量(饶朝龙,朱继民,2017)。

健康风险评估与长期照护需求评估在方法上和一定程度上具有异曲同工之妙,只是前者聚焦于个体的患病风险性,后者则关注个体综合的内在能力和功能发挥状态。了解健康管理理论之下的健康风险评估过程,为我们研究长期照护需求评估方法提供了借鉴思路。

(六)社会政策理论

当前的长期照护体系以及长期照护保险制度的建设属于社会政策领域。理查德·蒂特马斯(Richard Titmuss,2015)认为,社会政策是以提高市民福利为宗旨,兼有经济与非经济的目标,并涉及资源再分配手段的一系列原则,用以指挥行动实现既定目标。

理查德·蒂特马斯将当前的社会政策模型归为三类:第一类是剩余福利模型。该模型认为家庭和市场是两个"自然的"满足个人需要的主体。

只有这两个主体崩溃而无法满足个体需要时，社会福利才应该暂时介入。英国济贫法是这一模型的早期理论基础。第二类是工作能力—成绩模型。在此类型中社会福利被当作经济的附属品，依据个体的工作表现、生产力等来决定其可获得的社会福利水平。第三类是制度性再分配模型。这一模型将社会福利当作一种统合制度，按照普惠性原则和社会平等原则提供社会福利。

理查德·蒂特马斯还指出，社会政策与公共政策存在区别：前者强调为社会提供有差别、个人化的服务，并实现社会利益与个人利益的满足；后者则提供无差别、非个人化的服务，着重提供满足社会利益但益处不能归个人独享的服务。社会政策并不是价值中立的。在社会政策理论背景下探讨长期照护需求评估，需要明确长期照护需求评估的宗旨在于提高老年人的福利；具体目标既在于满足老年人及家庭需求，也在于控制社会长期照护成本。

二、文献回顾与述评

（一）长期照护需求的概念界定

本书关注的核心概念是老年人的长期照护需求，包含三个关键词：老年人、长期照护和需求。

首先，老年人的界定是动态变化的，也是多维的。翟振武与李龙（2014）探讨老年标准与定义时指出，依据生理年龄界定老年是最直观的，传统社会则往往依据与税役、社会保障相关的社会年龄来界定老年。当前国际社会普遍以 60 岁或 65 岁作为起点界定老年。其中，发展中国家多以 60 岁作为老年起点，这与 60 岁及以上年龄人口的生育能力、健康状况及生产劳动密切相关。随着个体健康素质的改善以及现代化工作性质的转型，老年定义出现动态、弹性变化。有研究者提出从日常生活角度定义老年，利用"自理"状态生命表技术等，将老年起点设定在普遍或一定比例人群丧失"自理能力"的生理年龄。不过,大部分的老龄研究以及老年照护需求评估、预测等研究中关于老年的界定,还是遵循目前国际社会的普遍标准。

其次,长期照护(long – term care),在其他研究中也常被称作长期照料、长期护理、长期照顾。时至今日,"长期照护"仍未拥有国际通用的标准化概念。世卫组织在健康老龄化报告(2015)中指出,"长期照护"是指"由他人采取的行动,其目的是确保存在严重且持续的内在能力丧失或有相应风险者维持一定水平的功能发挥,以使其获得基本权利、根本的自由和人格尊严"。经济合作与发展组织(OECD)将长期照护界定为"向失能老人长期提供日常照料、康复、基本医疗服务等一系列服务";美国国家卫生统计中心(National Center for Health Statistics, NCHS)曾在2013年度《长期照护服务调查报告》中将之界定为"为患有慢性疾病、伤病、身体残障、认知或精神障碍而导致自理能力有限的人提供健康管理、个人护理和支持服务等一系列服务"。Katz(1983)在研究日常生活自理能力评估工具过程中认为,长期照护是为存在不健康或异常的躯体与精神状况的慢性病患者提供的机构照护与非机构照护服务。

中国引入"长期照护"的概念比西方及东亚发达国家和地区晚了近二十年,邬沧萍(2001)指出,长期照护指由于生理、心理受损,生活不能自理,而在一个较长时期内甚至在无限时期都需要别人在日常生活的各个方面给予广泛的帮助,包括日常生活照料和医疗护理等。其目的在于提高因病理性或其他原因衰老而不能自理的老年人的生活质量和生命质量,并预防新的疾病发生。裴晓梅在《老年长期照护导论》一书中提到,长期照护指在持续的一段时间内给丧失活动能力或从未有过某种程度活动能力的人提供的一系列健康护理、个人照料和社会服务项目(桑特勒,纽恩,2005)。

还有许多研究者从对长期照护制度化建设的多角度进行论证。周春山和李一璇(2015)从"持续性照护"角度介绍了综合居家、社区和机构照护的"一站式"分级、长期照护理念。张云英、胡潇月(2016)从"制度主义"出发，将"长期照护"归纳为向失能老人提供经济供养、医疗服务、日常生活照料、精神慰藉"四位一体"的综合照护服务。刘德浩（2016）以"正式照护"与"非正式照护"两种照护来源的耦合性来论证长期照护。刘涛（2016）还从"专业化"维度倡导嵌入社会工作、志工、社会服务专业化的长期照护服务。

综合以上定义，我们可以看到，研究者们对于长期照护的目的基本达成了共识：一方面，帮助个体尽可能地恢复或维持身心功能，而非治愈疾病；另一方面，在保障个体的基本生活的基础上，尊重和支持个体的自主性、社会参与，尽可能地保障个体的生活质量和人格尊严。对于长期照护的内容，尚存在一些争议。有些研究者认为长期照护是指专业、正规的照护服务，照护的场所可以是专门机构、社区及家庭，照护提供者则是有组织、经过培训的照护人员（裴晓梅，2005；林艳，2007）。另外一些研究则认为，正式照护、非正式照护均在长期照护的概念范围之中（刘妮娜，2012；世界卫生组织，2000；Katz，1983）。一般情况下，在研究中使用"长期照料""长期照顾"的研究者往往偏重讨论以生活照料为主的照护服务（刘玮玮，贾洪波，2018；周梦等，2018）；使用"长期护理"概念的研究者则偏重于讨论健康保健、康复护理相关的长期照护内容（侯淑肖等，2010；徐勤，汤哲，2007）。而更多的研究则认为，长期照护同时包含健康护理与生活照料相关的内容（尹尚菁，2011；刘妮娜，2012；刘晋，2013；杜本峰，沈航，2008；Katz，1983）。

最后，"需求"常同"需要"一词进行辨析。经济学家常用"需求"指代消费者在一定时期内，在某一价格水平下，愿意且有能力购买的商品的数量。社会学家、心理学家则常使用"需要"一词。社会学家认为，需要是一种客观的缺乏状态，表现为人对客观事物的依赖关系（张娜，2018）。心理学认为，需要是个体内部生理与心理之间的不平衡状态，提供了有机体活动的动力，是动机产生的基础之一（张厚粲，2008）。行为学家则认为，需要是一种主观的意识,是有机体对延续和发展其生命所必需的客观条件的依赖的反映,是人们对某种目标的渴求和欲望(张娜,2018)。在老年学这样一个交叉学科领域,需求不是一个孤立的经济学、心理学或社会学概念。本书讨论的需求包含三个关键点:一是个体的客观需要,二是个体的主观意愿,三是基于个体购买力和社会供给产生的动力与支持。

综合起来,本书认为,老年人长期照护需求指的是 60 岁及以上年龄人口,因为存在严重且持续的内在能力丧失或有相应能力丧失风险,为维持一定水平功能发挥状态而产生的对正式和非正式服务支持的依赖程度。长期照护需求的内容包括日常生活照料、健康护理、社会服务等。

(二)长期照护需求的测量研究

国内外关于长期照护需求测量与评估的研究已非常丰富。在测量工具方面,经历了从独立指标设计至综合指标建设的过程。在测量方法方面,也出现了主观与客观评估、自评与他人评估、现场与远程评估等多种方法。

1. 国外独立评估指标研究

在独立指标设计方面,最常用的是以基本日常生活自理能力(Activities of daily living, ADL)和工具性生活自理能力(Instrumental activities of daily living, IADL)为主的身体活动能力障碍者(失能)评估指标,以及以认知功能评估为主的心智功能障碍者(失智)评估指标。这类指标不仅广泛应用于长期照护需求评估实践与研究之中,也广泛应用于大型社会调查之中。基本日常生活自理能力是指人们为独立生活而每天必须反复进行的、最基本的、具有共同性的身体动作群,如洗澡、进食、梳洗、穿衣、上下床、上厕所、大小便控制等活动,反映了最基本的自我照顾能力。研究者们曾提出了多种日常生活自理能力测量方法,如 Dinken(1951)提出的包含穿衣、进食、用餐、手部活动、旅行等在内的测量方法,Teter(1960)提出的包括大小便控制在内的 52 项测量指标等。其中,Katz 量表(1963)、Barthel 指数量表

(1965)是目前最常用且较简便的日常生活自理能力测量工具。

Katz 量表包含六项内容:洗澡、穿衣、上厕所、移动、大小便控制以及进食(Katz,1963)。这六项行动是具有层次性和有序性的,能够被用来对老年人的整体功能状态进行排序,进行个体或群体之间的比较,并及时发现其中的变化(Shelkey and Wallace,2002)。Katz 指数量表的计分规则是对每一个问题进行打分,然后通过累加各个问题的分数得到老年人日常生活自理能力的总分。不过,Katz 量表存在一个缺陷,即对于健康状况较好或较差的人群,分数多集中高分或低分一端而无法区别其细微的程度差异。因此,一些学者虽然使用 Katz 六项日常生活自理能力的问题和选项等级,但是不构造 Katz 指数或总分,仅仅将六项活动均能完全自理的老年人归为生活完全自理类,而将至少有一项日常活动能力需要他人帮助的老年人归为生活不能完全自理类,通过相应的比例来反映某一个特定老年群体的日常生活自理能力状况(尹德挺,2008)。

Barthel 指数量表则测量两类指标:一类是自我照顾(self - care),包括吃饭、梳洗、洗澡、穿衣、控制大小便以及如厕;另一类是移动能力(mobility),包括平地行走、移动以及上下楼梯(Mahoney and Barthel, 1965)。每一项依据完全独立、需要协助和完全依赖分成 2~4 级,各项在同一级有不同的加权计分,总分为 0 到 100 分。其中,0~40 分为严重依赖,45~60 分为中度依赖,65~95 分为轻度依赖,100 分为完全独立。Barthel 指数量表的优点在于每项都有标准化的评分方法,评估省时、方便,即使非专业人员利用该量表进行评估也能够得到可靠结果。该量表的缺点则在于对较小的功能障碍的评估不够敏感。通过自评计算出来的 Barthel 指数,在评估年龄大于75 岁的高龄老人,特别是一些患有老年疾病或已住院高龄老人的日常生活自理能力状况时,存在明显的局限性(张媚等,2001;尹德挺,2008)。在中国当前的长期照护保险试点工作中,Barthel 指数评定量表是最常见的评估工具。

工具性生活自理能力是指个人用以应付其环境需要的适应性活动能力,通常比基本日常生活自理能力复杂,需要有较好的认知、活动能力和技巧才能执行(戴玉慈、罗美芳,1996;Katz 1983),如购物、做饭、做家事、洗衣、户外交通、使用电话、理财等。这些活动虽然不是每天必须做,但对维持独立生活很重要。如果存在一项或多项行为无法完成,个体的独立生活能力则处于受损状态。最常用的工具性生活自理能力量表是由 Lawton 于1969 年提出的,其测量内容包括拨打电话、购物、准备食物、家务整理、洗衣、乘坐公共交通、用药以及财务管理八项行为。Lawton 指出,由于老年照护与支持涉及的内容非常广泛和复杂,且存在性别等个性化差异,所以使用基本日常生活自理能力与工具性日常生活自理能力量表有助于我们快速了解老年人的功能发挥情况。但它们不能替代具体的、综合的老年人照护需求评估与计划。这类评估量表可以是综合性评估体系的一部分,而完整的评估体系还应该包含老年人及其家庭现有照护资源、照护需求及个人选择等内容(Lawton and Brody,1969)。

认知功能由多个认知域组成,包括定向力、注意力、记忆、计算、分析、综合、理解、判断、结构能力及执行能力等。如果个体某一个或多个认知域出现障碍,则称为认知功能障碍(李舜伟,2006;山娜,2017)。目前关于认知功能障碍的测量方法十分多样(Tsoi et al.,2015),常用的包括简明智力状态检查(MMSE,Folstein et al.,1975),韦氏成人智力测验(WAIS,Wecheler,D.,1955;Wecheler,D.,1997;Wecheler,D.,2008),蒙特利尔认知评估量表(MoCA,Nasreddine et al.,2005),画钟测验(CDT)(Shulman,Shedletsky and Silver,1986;Berit,1998)等。其中简易精神状态检查及其各类简化量表(Teng and Chui,1987;李格,1988;张明园,1989;曾毅等,2004;周小炫,2016)是国内外大型调查最具有影响力的认知功能障碍筛查工具之一。其测量内容包括时间定向、地点定向、语言即刻记忆、注意力和计算能力、短期记忆、物体命名、语言复述、阅读理解、语言理解、言语表达及图形描画等 19 项内容,每项内容对应具体计分标准,总分 30 分,得分越高认知功能越好。

2. 国外综合性评估工具研究

随着日常生活自理能力、活动能力等独立指标体系的发展,以及人们对功能障碍复杂性认识的深入,研究者们开始开发由不同独立指标组合而成的综合指标体系,用以开展老年综合评估(Comprehensive Geriatric Assessment,CGA,Marjory Warren,1943)。例如,日常生活功能量表(Functional Life Scale,Sarno et al. ,1973),评估范围总结长表(Long Range Evaluation Summary,Granger,1982),长期照护信息系统(Long - term Care Information System,Katz and Falcone,1980),综合评价量表(Comprehensive Assessment and Referral Evaluation,CARE,Gurland et al. ,1977),费城老年中心综合评估工具(The Philadelphia Geriatric Center Multilevel Assessment Instrument,PMAI,Lawton et al. ,1982),OARS 多维度功能评估问卷(the Older American Resource and Services Multidimensional Functional Assessment Questionnaire,Fillenbaum and Smyer,1981),长期照护需求最小数据集(Long - term Care Minimum Data Set),以综合评估为基础的虚弱指数(Frailty Index Based on A Standardized Comprehensive Geriatric Assessment,Jones et al. ,2004)等。

EASY - Care 是当前使用范围最广、影响力最大的长期照护需求综合评估工具之一(EASY - Care Foundation Ltd. ,2016),常被用来评估接受居家或社区服务的老年人的躯体、心理和社会功能,以及老年人未满足的健康与社会照护需求。EASY - Care 还常被视作虚弱综合征评估工具,用于大型调查的人群数据收集。第一版 EASY - Care 量表发布于 1994 年,包括31 个问题,随后分别于 1999 年、2004 年、2010 年、2016 年经过修订完善。当前的 EASY - Care 量表包括七个部分,共 52 项问题,包括个人基本信息、居住方式与已有照护者支持、视听与交流功能、基本日常生活自理能力与工具性日常生活自理能力、心理健康、生活方式、社会参与等内容。Craig 及其研究团队(2015)通过对 1994 年至 2014 年间关于 EASY－Care 的英文研究的系统评价分析发现,EASY－Care 是一个具有跨文化使用可行性、操作性及效度较高的照护需求评估工具,但其在大型调查数据收集以及服务实践过程中的实际效果还有待更多研究检验。

为了推进照护需求评估与照护计划制订的结合,研究者与实践者还共同推进了 InterRAI"居民评估工具"的设计。InterRAI 系列评估标准最初是 1987 年由相关领域的学者开发的,目的在于评估入住照护机构居民的情况,并通过整合相关数据建立多面向的基本资料库,为居民制订照护计划提供依据并为医疗费用的给付提供参考。目前,InterRAI 集合各国专家力量,组成了一个国际合作研究组织,并基于实证临床路径研发了一套综合的健康评估套件,包含多个评估工具,例如,家庭护理评估工具、机构护理评估工具等。这些套件被整合在一个数据集中,具有相对统一的指标定义与评估标尺。以 InterRAI 家庭护理评估工具为例,其评估表内容主要包括基本信息、认知能力、沟通能力和视力、情绪和行为、心理健康、功能状态、疾病诊断、健康状况、口腔和营养状况、皮肤情况、用药情况、治疗和照护服务等主要内容。该量表主要用于评估在家庭环境中接受正式或非正式家庭护理的老年人和残疾人的长期照护需求。根据 InterRAI－HC 的结果分析手册即临床评估协议(Clinical Assessment Protocols,CAPs),InterRAI 评估者能够从 4 个主要维度(功能状态、认知与精神健康、社会功能状况、临床健康问题)分析老年人面临的主要问题和照护需求,并在随后利用资源应用分组方法为被评估者制订个性化的照护计划。

3. 国内评估工具研究

与前文描述的成熟的国际评估工具相比,中国长期照护体系探索与建设过程中的需求评估工具开发还处于起步阶段。一方面,国内研究者翻译引介了一系列国际常用的长期照护需求综合评估工具,并通过小样本调查检验评估工具的信效度和文化适应性,如清华大学医学院公共健康研究中心等机构推进的 InterRAI China 评估套件在中国的应用与研发(裴晓梅,2013;齐铱等,2008;刘宇等,2016;祝睿,2016;郭武栋等,2014),钮建中(1998)、陈建华(2009)等人采用的 OARS 老年人资源与服务评估量表等。另一方面,研究者针对城市社区居家老年人、入住养老机构老年人的照护需求特征,专门设计有针对性的长期照护需求评估工具,如以北京安慧里社区为例设计的城市居家老年人长期照护需求评估指标(陈翔,2012)、以上海某社区为例设计的家庭护理需求与内容评估(曾友燕,2007)、基于德尔菲法设计的养老机构老年人护理需求评估指标体系(刘娜娜,2016)、上海地区的公办养老机构收住准入标准(赵筱春,2013)等。但已有关于评估工具开发的研究与大型调查、服务实践过程中采用的评估工具存在脱节。一方面,各类评估工具的设计具有一定的区域或群体局限性,且尚未形成一致的开发路线和可靠的指标检验方法;另一方面,已有的实践和大型调查中采用的长期照护需求评估标准也缺乏理论与实证研究论证。

除了评估指标设计的差异之外,评估方法的不同也影响我们对长期照护需求的测量。已有研究发现,在依据 ADL 功能障碍评定的失能老人中,有很大一部分老人主观上并不认为自己是"失能"的(Langlois et al.,1996)。可见,我们是采用客观标准评估老年人的需求,还是采用老年人主观评价的方法来确定需求,将会搜集到不同的信息。而且,随着信息化技术的发展,研究者们不仅能够通过上门的方式进行现场评估,也能够利用电话连线(Chang et al.,2018)、在线网络(Castanho et al.,2016)等方式进行远程评估。另外,大部分评估研究强调由专业的或者经过培训的评估人员或评估团队对个体进行评估,也有研究尝试通过自评的方法来测量个体的健康与照护需求(Harris et al.,2006),其中 Tobis 团队在波兰对 100 位60 岁及以上、认知功能无障碍的、居住在社区内的老人进行研究发现,运用

EASY – Care 量表进行自评能够有效反映居家、无严重功能障碍老年人的健康状况。这种自评长期照护需求的方法在一定程度上能够提高评估效率,提高被照护者的参与程度与自我管理的主动性,有助于发展以人为中心、以需求为导向的服务(Tobis et al. , 2018)。

(三)中国老年人长期照护需求的预测研究

基于一定的长期照护需求评估指标对长期照护需求进行估计,是构建长期照护服务体系的必然要求。当前的长期照护需求预测研究主要有两个维度:一是关于一定人群中需要长期照护的人口规模、发展趋势及照护费用的预测研究;二是关于个体长期照护需求变化规律的研究。

1. 中国老年人长期照护需求规模与变化趋势研究

关于中国长期照护需求人口规模的预测研究是当前发展长期照护体系的重要参考依据。自 1992 年以来,中国的研究者开展了一系列关于老年人长期照护需求的调查与研究,但研究者们对需要长期照护需求的人口规模预测存在较大分歧(尹尚菁,杜鹏,2012)。

基于单一调查结果的中国老年人长期照护需求规模预测结果不一致。首先,关于中国老年人口失能率及失能规模的预计存在较大差异。中国老龄科学研究中心课题组采用 2000 年、2006 年、2010 年和 2012 年中国城乡老年人口生活状况调查(SSAPUR)数据,通过 Katz ADL 测量老年人的失能状况,存在一项或多项日常生活自理能力障碍的老年人则被视为失能老人。该研究指出,2010 年中国有 1 084. 3 万失能老年人口,占老年人口的 6. 25%。潘金洪及其研究团队(2013)利用中国统计局开展的第六次全国人口普查数据,以个体自评健康与生活自理情况为依据,对中国老年人口失能率进行测算发现,2010 年中国老年人口的失能规模约为 522 万人,失能率为 2. 95%;预计到 2050 年,失能老人规模将增长至 1 907 万人。钱军程等研究者(2012)利用 1993—2008 年间四次全国卫生服务调查相关资料进行时间序列分析,结合自评活动受限情况的单一条目和多个条目,估计 2010 年中国有 3 337 万 60 岁及以上老年人口存在做家务中度及以上困难,到 2050 年这一数量将增长到 1.4 亿。孙鹃娟和冀云(2017)利用 2014 年中国老年社会追踪调查(CLASS)数据,依据 Katz ADL 等工具对老年人的照护需求进行评估发现,2014 年中国日常生活不能完全自理的老年人约占 8.54%,其中 2.19% 的重度失能老人是长期照护服务的重点人群;而主观意愿上需要他人提供生活起居类帮助的老年人占总体的 7.66%。彭希哲等(2017)利用 2014 年中国老年人健康长寿影响因素调查(CLHLS)加权数据分析失能老人长期照护服务使用情况时发现,以 Katz ADL 为标准评估老年人的失能状况,发现 2014 年中国老年人口总体失能率约为 6.42%。黄枫和吴纯杰(2012)同样利用 CLHLS 2005—2008 年数据,以微观模拟预测法的转移概率模型为基础预测中国老年人的长期照护需求规模。该研究综合基本日常生活自理能力、工具性日常生活自理能力量表和认知功能量表作为长期照护需求的测量标准。其结果显示,2010 年中国有 6.4% 的 65 岁及以上老年人口有长期照护需求,2016 年该比例上升到 6.7%。总体而言,由于失能测量指标、调查样本以及统计方法选取的不同,当前研究关于 2010—2016 年中国老年人失能规模与失能率的估计存在一定差异,其中重度失能率估计在 2% ~ 3%,日常生活自理能力障碍发生率在 6% ~ 9%,而工具性日常生活自理能力障碍发生率在 13% ~ 20%。

其次,关于中国失智老年人规模及失智症患病率的估计存在较大差异。基于一手数据资料的老年痴呆症患病率调查与研究多是区域性的。张振馨等研究者(2005)从 1997 年开始在中国北京、西安、上海和成都四地开展覆盖 34 807 人的痴呆亚型患病率调查,并基于 C – MMSE 筛查和追踪性临床诊断与评估发现,四地 55 岁及以上年龄人口的痴呆症粗患病率为 2%。汤哲等研究者(2002)1997 年在北京城乡地区对 2 788 位 60 岁及以上老年人开展简易精神状态量表筛查和临床神经心理测验发现,北京老年人的痴呆症患病率达到 5.1%。李磊等研究者(2011)2008 年在安徽省农村地区,利用"10/66"项目的定式神经心理学评估工具,对 1 090 位 60 岁及以上老年人开展痴呆症筛查,发现安徽省农村社区老年人的患病率为 1.95%。韩蕊及其研究团队(2017)2009 年在北京城乡地区使用简明精神状态量表,对 2 017 位 60 岁及以上老年人进行认知功能障碍筛查发现,北京老年人认知功能障碍发生率达到 13.6%。总体而言,由于调查对象、时间、地点及筛查和诊断标准的不同,现有研究对各地痴呆症患病率以及认知功能障碍发生率的估计存在非常大的差异。且由于缺乏全国性认知功能障碍筛查和痴呆症诊断数据,当前尚没有基于一手资料的中国老年人认知功能障碍发生率的估计。

另外,基于多项调查数据分析的长期照护需求规模与变化趋势的结果也有待进一步检验。在研究方法方面,长期照护需求规模与变化趋势的预测方法主要可分为两大类:各状态人数分布比例法与多状态生命表预测法。各状态人数分布比例法也就是在最基本的人口学统计原理基础上,按年龄、性别做出基期老人失能分布比例,再乘以预测时间点的人口总量,从而得到预测时的各失能程度的失能人口总量(Mayhew,2000)。多状态生命表预测法则首先需要用跟踪调查得到的数据来估算老年人失能状况的转换概率矩阵,而后结合基期老人失能状态的人口分布情况,来估算未来某一时点各种失能状态下的老年人人口总量(Lakdawalla et al.,2003)。在研究结果方面,杜鹏、尹尚菁(2010)综合上文提及的四项分别来自国家统计局、中国老龄科研中心、北京大学 CLHLS 及卫生部的调查数据结果,比较分析发现,中国老年人的失能率存在增长趋势。张文娟与魏蒙(2015)基于调查设计严谨性、调查时间接近性以及调查样本代表性,选取了三项专项调查数据——CLHLS、中国健康与养老调查(CHARLS)以及 SSAPUR,进行数据合并以分析 2010—2011 年间中国老年人口的失能率。结果显示,中国老年人口失能率在 10% ~13%,且女性老年人口带残存活时间比男性长。胡宏伟等研究者(2015)采用 CLHLS、中国老年家庭与养老服务全面调查以及2010 年第六次全国人口普查数据估计中国失能老年人口规模与发展趋势,发现失能老年人口规模与比例将持续快速增长,预计到 2050 年有 2.19 万老年人口存在工具性或基本日常生活自理能力障碍,其长期护理需求潜在货币规模将达到 4.27 万亿元,其中有效需求的货币规模约为 4 900 亿元。

此外,基于 Meta 分析等方法估计的中国老年人痴呆症患病率研究则显示,中国痴呆症患病率在 2% ~7%(胡以松,2015;李昂等,2015;董永海等,2014;王华丽,于欣,2006)。国际阿尔茨海默症协会(ADI)2015 年最新报告指出,中国 60 岁及以上老年人口痴呆症患病率已达 6.61%,痴呆症患病人数达到 950 万人(Prince et al. ,2015)。据估计,到 2030 年中国痴呆症患病人数预计达到 1 645 万(李昂,2015),到 2050 年总患病人数将达到2 734 万,患者数量将占到世界的 1/4(Prince,2016)。不过,目前还缺乏兼顾失能、失智老年人口总体规模估计的研究。由于老年人认知功能障碍与身体活动能力障碍存在一定关联性,所以失能和失智人群存在一定交叉重叠,综合性长期照护需求总体规模的估计结果还有待进一步的研究讨论。

2. 个体的长期照护需求变化规律研究

对个体生命周期内的长期照护需求动态变化的研究,也是分析长期照护需求量化规律的关键内容。随着年龄的增长,老人的各项活动能力、认知功能与社会参与程度都会逐渐衰退,其衰退顺序也存在一定关联性。通常而言,大多数的老人会先出现身体活动能力障碍,然后逐渐失去工具性日常生活自理能力,最后才表现为基本日常生活自理能力障碍(Barberger – Gateau et al. ,2000;叶婷婷等,2010;伍小兰等,2018)。因此,对个体活动能力、工具性日常生活自理能力的评估有助于识别出老年人身体机能与认知功能早期的衰退,而在此阶段进行长期照护干预有助于预防或减缓更高程度的失能(Graf,2008;张文娟,2015)。

同时,老年人是一个异质性非常强的群体,其差异化的生命历程、健康行为及心理特征等很可能导致其功能障碍发生、康复或恶化的发展轨迹也大不相同。正因此,很多研究者开始关注失能轨迹(disability trajectories)研究,以探寻老年人失能状态开始和变化的规律(Wolf et al. ,2015)。现有失能轨迹研究主要有两方面,一是失能水平研究,主要关注老年群体在某个时点的失能状态;二是状态转移研究,主要讨论"重大事件"造成的失能状态在一定时期内的改变(George, 2009)。Zimmer(2012)等人和巫锡伟(2009)都运用 CLHLS 1998—2005 年间四期纵向数据,通过组基发展建模,构建了高龄老年人 ADL 失能轨迹:第一类"低起点慢速发展"的失能轨迹代表了半数老年人的失能转移过程;第二类"低起点快速发展"的失能轨迹代表了近四成老年人的失能转移过程;第三类"高起点平稳发展"的失能轨迹则呈现了不到 10% 的老年人的失能转移规律。魏蒙等(2017)利用 CLHLS 2005—2011 年间三次调查数据对 65 岁及以上老年人的 ADL 失能轨迹进行组基建模分析,同样将老年人的失能轨迹归为三类:身体健全型(35%),低起点高龄期迅速发展型(54%),较高起点迅速发展型(11%)。伍小兰、刘吉(2018)利用 SSAPUR 2000—2010 年间三次追踪调查数据,对老年人的工具性日常生活自理能力发展轨迹进行建模,发现中国老年人的工具性日常生活自理能力发展轨迹呈现出低起点快速下降和高起点缓慢下降两类。总之,对老年人失能轨迹和长期照护需求动态变化特征的研究,让我们认识到长期照护需求评估的动态性、复杂性。失能轨迹属于低起点快速发展型和高起点快速发展型的老年人是长期照护需求评估与服务供给的重点对象。

(四)长期照护需求的影响因素研究

老年人的长期照护需求具有多重复杂性、非典型性、个性化强等特征。影响老年人长期照护需求的因素是多层次、多水平的(林艳,2007)。这些因素也会对长期照护需求评估产生影响。依据世卫组织提出的《国际功能、残疾和健康模型》(The International Classification of Functioning, Disability and Health model, ICF)框架,个体长期照护需求受到以下五个方面因素的影响:个体特征、健康状况、身体功能与结构、环境因素以及个体参与。其中,个体特征包括个体的年龄、性别、受教育程度、行为模式等;健康状况包括患病情况、受损情况;身体功能与结构包括个体的生理、心理功能状况;环境因素包括个体生活、工作的物理和社会环境;个体参与则包括个体的社会关系网络、活动参与等。下文将从个体和环境两个方面进行长期照护需求影响因素综述。

1. 个体因素

已有横截面研究与纵向研究结果均发现,个体的年龄、性别、户口、婚姻状况、受教育程度、居住方式、行为模式等均显著影响个体的长期照护需求。年长、女性、农村、丧偶或离异、受教育程度较低、独居、收入水平较低、缺乏锻炼的老年人具有更高的失能风险(顾大男,2004;尹德挺,2007)。而具有较高社会经济地位的老年人,长期照护需求程度相对较低(Kong et al.,2014)。

在健康状况方面,随着个体身体机能、心理状态的改变,个体的长期照护需求也在变化。Molarius 等(2002)指出,慢性病是影响活动功能的主要因素。具体而言,患慢性病的数量越多、自评健康状况越差的老年人,存在日常生活自理能力障碍的比例越高。且由于各类疾病的流行特征不同,其对个体失能风险与失能轨迹的影响也不同(Manton,1989)。其中,癌症和糖尿病显著影响 70~79 岁老年人的 ADL 障碍发生率;肺病则显著影响 80~90 岁老年人的 ADL 障碍发生率。不过,随着治疗技术的改善以及疾病管理的有效开展,老年人慢性病患病情况对其日常生活自理能力的影响正在逐渐减弱。老年人的体重异常、虚弱程度等均是其出现日常生活自理能力障碍的早期迹象(Yamada and Arai,2018;Costanzo et al.,2019;Teo et al.,2017;Biritwum et al.,2016)。在心理健康方面,存在抑郁、焦虑、缺乏控制与低自我效能感等心理健康问题的老年人面临更高的功能衰退的风险,心理健康状况越差的老人其长期照护需求的程度越高,这一点在女性老年人群之中尤为显著(Kong et al.,2014)。老年痴呆症也是影响老年人长期照护需求的重要因素(Crimmins,1994;Boersma et al.,1997;Warren et al.,1989),其退行性的疾病特征易造成患者的活动功能与日常生活自理能力受损,进而产生较高的照护需求。

另外,老年人的社会关系网络、社会支持以及社会参与活动均与其功能发挥相关。社会网络规模越大,尤其是"嵌入"在朋友和亲戚之间的社会网络规模越大,越能够有效降低老年人的失能风险和提高失能恢复概率(De Leon et al.,1999)。缺乏社会交往、较少参与社会活动、社会角色减少的老年人则会明显出现活动能力的衰退和照护需求的增加(Kiely et al.,2000;Wilkie et al.,2016;Jerliu et al.,2014)。社会支持与个体长期照护需求的关系相对复杂。有些研究发现,社会活动参与能够有效预防老年人活动能力障碍的产生(胡宏伟等,2017;Kanamori et al.,2014;Minagawa et al.,2015;Tomioka et al.,2016),有些社会支持则对于老年人活动能力的恢复有帮助(De Leon et al.,1999)。还有研究发现,高频率的照护支持可能提高男性老年人的失能风险,尽管对女性老年人的影响不明显(Seeman,Bruce and McAvay,1996)。

2. 环境因素

微观环境如居家环境、社区环境,以及宏观环境如地区的经济、医疗水平,均与个体的功能发挥密切相关。

居家环境在维持和改善老年人日常功能中的作用已经在理论和实践中得到了广泛的认同(Hans – Werner et al.,2009)。现有研究发现,房屋类型、层数、电梯状况、浴室环境、离公车站的远近、小区环境等均影响老年基础性和工具性日常生活自理能力的发挥,且对于身体虚弱和残障的老人而言影响更为显著(Waite and Hughes,1999)。关于摔倒和房屋适老性改造的应用研究也比较丰富。研究者们发现,个性化的房屋改造,或者针对不同临床群体的房屋改造能够有效促进个体功能的恢复或者维持,如卫生间改造有助于防止老人摔倒,灯饰改造能缓解视力障碍老年人的依赖程度(Lord et al., 2006;Gillespie et al., 2003;Brunnström et al., 2004)。

在社区环境方面,硬件环境与软件设施等均会对个体的失能状态和过程产生直接影响,尤其对个体的行走功能、工具性日常活动能力以及社会参与产生重要影响。区域性的研究结果显示,居住在街道设施落后、交通拥挤、噪声大的地区的老年人摔倒或存在行动障碍的可能性更大,使用预防保健服务和参与社会活动的可能性则更小(Balfour and Kaplan, 2002;Clarke et al., 2009)。与之相反,设施良好的人行道、街道连接等有助于个体维持行动能力;具有安全设施如坡道、扶手的建筑环境能够减少个体的摔倒和功能损伤;居住在高密度的商店、便利店及医疗服务设施周边,医疗服务和商品的获得便利性有效帮助了老年人维持良好的日常生活自理能力(Seeman and Chen, 2002;Steptoe and Feldman, 2001)。社区的软件环境包括邻里的年龄结构、社会资本、社会关系、犯罪程度、社会隔离等都会对老年人的活动能力、功能发挥与社会参与产生影响(Acevedo - Garcia et al., 2003;Seeman et al., 2001)。总体而言,良好的居住、建筑、交通及社会环境对于老年人的健康促进、功能维持和社会参与都发挥着积极作用。反之,落后的建筑、交通设施,紧张的社区关系等因素可能会给老年人的外出制造障碍,进而对老年人依赖社区环境而发挥的活动能力如购物、理财、医疗及社会参与等产生溢出效应。

宏观环境,尤其是社会经济环境因素对区域内老年人长期照护需求的规模与变化有着显著影响。国内研究发现,区域自然环境、医疗状况、主食结构以及城镇贫困状况是影响中国高龄老人生活自理能力区域差异的重要因素,解释了中国高龄老人生活自理能力 79.01% 的地区差异(尹德挺,

2008）。中国目前各省级地区，特别是城乡之间的医疗资源配置不均衡特征突出，且有强化的趋势（杨晓胜，刘海兰，2016）。地区间的收入差距也显著存在（彭国华，2005）。这些区域间社会经济水平的差异，将会通过医疗健康和社会服务资源的可及性、可负担性等调节老年人个体因素对其长期照护需求的影响。

总体而言，个体的人口学特征、健康状况、社会关系至社区软硬件环境因素，以及地区的社会经济因素均会对个体的功能障碍和长期照护需求产生影响。在长期照护需求评估工具设计过程中，我们需要考虑到同一工具在不同环境下使用的敏感性、稳定性问题。

三、小结

（一）已有基础与局限

通过对已有研究和理论基础的回顾与评述，我们能够发现，老年人长期照护需求是一项以老年学、护理学研究为基础的交叉学科研究。长期照护需求概念的综合性、测量方法的多样化以及影响因素的多层次性特征显著。已有研究从独立至综合性评估工具开发、个体照护需求变化规律认识、总体照护需求规模估计和照护需求多维度影响因素等方面为当前研究奠定了坚实基础。但当前研究对于长期照护需求评估的理论认识与实证研究还存在以下不足。

1. 长期照护需求理论认识模糊

长期照护需求是一个在长期照护实践过程中逐渐发展的概念，并随着健康老龄化等理念的提出有了更广泛和深刻的含意。但当前关于中国长期照护需求的理论认识尚且模糊。虽然已有关于个体失能、功能结构、需求层次的理论为我们认识长期照护需求产生的原因、过程与发展趋势提供了参考，但对于长期照护需求本身的层次认识、变化趋势等的理论认识尚处于空白状态。

2. 长期照护需求评估实践经验总结碎片化

当前研究从国内实践、国际先进经验等角度,对已有长期照护需求评估实践经验进行梳理,为国内的长期照护需求评估制度设计提供了一定的参考,但已有综述与政策讨论研究缺乏对现有评估实践方案改革过程的探讨,也缺乏对现有研究成果的系统分析和评价。这种碎片化的经验总结,忽视了需求评估改革的渐进过程,也容易导致研究结论的片面性。

3. 长期照护需求评估工具的检验存在区域局限性

当前有关长期照护需求评估的实证研究缺乏与政策实践的对话。长期照护需求评估工具的开发和检验以小样本的区域研究、临床研究为主,而关于长期照护保险政策中使用的准入标准研究则集中于政策探讨,忽视实证研究证据的收集。然而,当前的长期照护需求评估制度需向全国推广,考虑到中国各区域之间社会经济发展水平不同,长期照护体系建设进程不同,所以我们迫切需要以全国性调查为基础,检验需求评估指标在不同区域和老年群体中的适应性、有效性和可信性,以便为制定统一的长期照护需求评估方案提供参考依据。

4. 长期照护需求评估忽视个体与环境的互动过程

从理论上讲,长期照护需求是在个体功能障碍与所处支持环境的互动过程中产生的,长期照护需求评估则是连接照护需求与照护资源供给的关键媒介。但当前关于长期照护需求的研究往往只单方面关注供给侧环境状况或需求侧个体因素。其中,关注个体的研究往往只分析老年人群的长期照护需求与偏好,而忽视已有服务利用情况对老年人需求的影响;关注环境的研究只讨论自上而下的服务供给与分配方法,而忽视老年群体的异质性,导致关于个体与环境的互动过程的研究处于空白状态。

5. 个体长期照护需求评估与整体需求规模估计的割裂

研究者们在讨论长期照护需求评估工具和长期照护需求规模时使用的评估标准是割裂的。在讨论长期照护需求评估工具时,我们强调要使用综合性评估工具,评估内容要包含老年人的身体活动能力、认知功能及功能发挥状况等,但在利用调查数据对老年人的长期照护需求规模进行实证分析时,研究者们往往采用单一评估指标或维度,仅考虑老年人存在日常生活自理能力障碍或者认知障碍时的照护需求,或单方面关注医疗卫生服务需求或日常生活照料需求,缺乏关于长期照护需求规模的整体性、整合性研究。这也导致研究者们单向度地考虑长期照护费用成本,认为失能程度越高、失能规模越大会直接导致照护需求越大、费用越高,而忽视了长期照护需求的层次结构与发展历程。鉴于以上局限,当前长期照护政策研究与制定过程中缺乏可靠依据,难以判断评估标准变化导致的需求规模变化范围。

（二）理论假设

基于已有研究回顾与理论分析,本研究认为,研究长期照护需求评估指标的目的,一方面在于技术开发,为长期照护政策的推行和长期照护服务市场的扩大提供参考工具,另一方面在于理论发展,深化人们对长期照护需求量化规律的认识。这将为政策制定提供更可靠的理论和实证依据。为此,在已有研究基础上,本研究提出"长期照护需求层次"理论假设,从个体、环境与时间变化的三维度视角认识长期照护需求的产生与发展规律。

首先,在个体方面,长期照护需求存在一定的层次结构。这一层次结构与个体功能丧失、社会心理需求的层次结构保持一致。第一,个体的内在能力是长期照护需求的基础内容。第二,维持活动能力是长期照护需求的支撑性内容。第三,保有个体的自主性与社会参与是长期照护需求的发展性内容。第四,提高保障个体的生活质量是满足长期照护需求的关键目标。这一层次结构的发展不仅与需求的紧迫性相关,也同需求满足的复杂程度相关。相对而言,低层次需求的迫切性更强,且满足的复杂程度相对较低。高层次需求的满足需要以低层次需求的满足为基础,满足的限度也更有弹性,最终目标是最大限度地实现个体的功能发挥,提高个体的生活质量。

其次，在一定环境下，个体的长期照护需求是个体内在能力与外在环境互动的结果。长期照护需求产生于个体内在能力受损与功能发挥受限制的过程，而这一过程是个体与环境互动的结果。一般情况下，受损的个体内在能力会成为老年人功能发挥受限制的最主要特征。不过，在良好的支持环境之下，存在内在能力受损的老年人也可能有效发挥功能；而在不良的生活环境中，老年人的功能发挥受限程度会更加明显，而内在能力受损程度也会加重。

　　最后，从时间变化角度看，个体的长期照护需求是动态发展的。随着个体以身体机能、认知功能为基础的内在能力发生变化，个体的各项活动能力、社会参与程度也会出现衰退，进而限制个体的功能发挥。在此过程中，个体的长期照护需求随着功能发挥受限制程度而发生变化，在个体功能发挥经历一系列缓慢衰退、中断、恢复及急速衰退过程中，个体也随之产生预防性、支持性、康复性及维持性照护需求。由于个体的内在异质性和环境的差异性，长期照护需求的动态发展轨迹是差异化的。

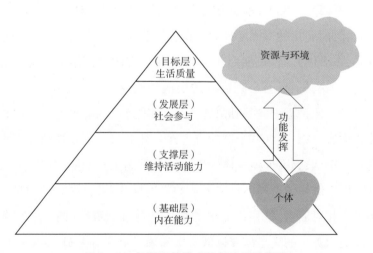

图2-1　长期照护需求的层次理论假设

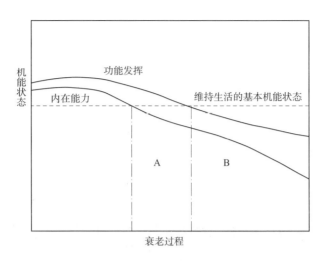

图 2 - 2 长期照护需求的发展历程假设

注:在世界卫生组织《关于老龄化与健康的全球报告》图 2.3"功能发挥和内在能力的轨迹"基础上修改而成。从 A 区域到 B 区域,反映了个体长期照护需求的产生与发展。

总体而言,围绕研究问题的核心要素"长期照护需求",本章从老年学、社会医学、心理学、预防医学、社会保障等多学科视角进行理论回顾,从概念界定、测量方法、变化趋势、规模预测和影响因素五个方面进行了文献综述,总结了长期照护需求评估工具的发展历程、应用范围及实证研究发现,提出了长期照护需求层次的理论假设。但当前长期照护需求评估研究也存在长期照护需求理论认识模糊、评估实践经验碎片化、评估工具检验存在区域局限性、忽视个体与环境互动等问题。基于此,本书进一步推进关于长期照护需求量化规律的理论认识与实证分析,希望实现一定的理论贡献与现实指导意义。

| 第 三 章 |

老年人长期照护需求评估的
系统范畴评价

前文已明确,老年人的长期照护需求(Long – term Care Needs)指的是60 岁及以上年龄人口,因为存在严重且持续的内在能力丧失或有相应能力丧失风险,为维持一定水平功能发挥状态而产生的对正式和非正式服务支持的依赖程度。横向和纵向地观察老年人的长期照护需求,会发现其特征的复杂性。一方面,老年人的长期照护需求是变化的,符合需求的生命周期理论,存在由产生到加速增长、平缓增长、稳定状态和逐渐衰退的过程。另一方面,老年人长期照护需求的异质性强,存在多重复杂性、非典型性、个性化强等特征,且常伴随着身心、社会问题产生。

经过前文的文献回顾,我们发现,国内外已有非常丰富的关于长期照护需求评估的研究,也形成了包括照护对象认定、需求等级评估、服务方案评估在内的几十种评估指标体系(江海霞等,2018),但大量研究关注的是某一个或某部分失能指标所代表的长期照护需求,对于该领域中整体状况的讨论非常有限。同时,通过传统的文献回顾方法,我们通过滚雪球的方式总结以往研究,存在因为客观条件限制而遗漏重要文献的风险,或者因为主观偏好、选择性忽视等原因忽略与本研究高度相关但不符合研究者期待的研究成果。所以,我们无法仅仅依靠传统的文献回顾方法完成对长期照护需求评估相关研究成果的系统、全面回顾,更难以对已有研究成果进行评估、归纳和分析。

鉴于此情况,本章引入循证研究方法,利用规范性、可复制性的文献系统化检索、筛选方法搜集和筛选纳入分析的文献,并利用标准化的文献内容提取方式提炼和总结长期照护需求评估的已有研究成果,快速地把握当前关于长期照护需求的研究进展,并形成对已有研究成果的客观、全面评价和分析,提高长期照护需求评估分析框架构建的科学性、系统性和可复制性。

一、研究目的

本章研究希望通过系统文献范畴评价,系统搜集目前国内外老年人长期照护需求评估工具,阐明长期照护需求的概念界定,分析长期照护需求的常用评估维度和指标,并对系统提炼出来的评估指标进行分类和评价。

二、研究方法

本章利用 Arksey 和 O'Malley 提出的系统文献范畴评价的方法,以PRISMA 声明为基础进行报告。使用的分析工具为 Endnote X8。

(一)研究问题

本章所提出的结构化文献范畴分析的问题是:老年人的长期照护需求评估包含哪些内容? 长期照护需求的评估维度和指标有哪些?

结构化文献范畴分析的元素包括:

P(Population):60 岁及以上老年人口;

C(Context):不做限定；

C(Concept):长期照护需求评估内容及其操作化。

(二)文献来源和检索

本章系统检索1980年至2018年11月期间已发表和未发表的研究,使用以下三步搜索策略。

第一步,我们对 MEDLINE(PubMed)进行了初步检索。在初步检索之后,本书作者与一位合作者分析了检索到的文献的标题、摘要和关键词,归纳可以再次用于系统性检索使用的高频词汇。

第二步,我们对数据库进行了系统性的检索,使用了所有在第一步中已识别的关键字和索引术语,检索时间从世界卫生组织提出国际残损、残疾和残障分类的1980年开始,从1980年1月至2017年9月第4周,检索的英文数据库包括 Pubmed、EBSCO - Academic Search Premier、Web of Science 和 Joanna Briggs Institute 数据库(Ovid),检索的中文数据库包括中国期刊全文数据库(CNKI)、万方数据资源系统(Wanfang data)和维普资讯中文期刊服务平台(CQVIP)。检索未发表的研究数据库包括:PROSPERO 数据库、Epistemonikos 和 MedNar。检索的英文关键词包括:Older adults, the elderly, Long - term care, elder care, social care, disability, functional dependence, care demand, care needs, eligibility, assessment, analysis 等。检索的中文关键词包括:老年人、长期照护、长期照料、长期护理、社区照护、失能、失智、需求、需要、评估、测量等。

我们使用布尔运算符"OR"以检索更多文献。使用截断符号用于扩大搜索,以捕获用词的各种形态(例如,careneed * ,randomi? e,ag? ing)。以 MEDLINE(PubMed)为例,完整检索测量见图3 - 1。

第三步,手动搜索了纳入文献中的和研究目的有关的参考文献。搜索结果和题录被导入到 Endnote 中进行管理。

```
PubMed Search Strategy
Electronic Search Strategies
Executed November 24 – November 25, 2018
Database：NCBI Pubmed
Search Strategy：
- - - - - - - - - - - - - - - - - - - - - - - - - - - - - - - - - - - - - - -
Search ((aging or ageing[MeSH Terms]) OR (elderly[Title/Abstract]) OR (older adult*[Title/
Abstract]) OR (senior*[Title/Abstract]) OR (geriatric*[Title/Abstract]) OR (old* people[Ti-
tle/Abstract]) OR (older individual*[Title/Abstract]) OR (aged[Title/Abstract]))
AND ((long term care[MeSH Terms]) OR (Long term care[Title/Abstract]) OR (extended care
[Title/Abstract]) OR (residential care[Title/Abstract]) OR (assisted living[Title/Abstract]) OR
(community care[Title/Abstract]) OR (home care[Title/Abstract]))
AND ((need*[Title/Abstract]) OR (demand[Title/Abstract]) OR (requirement*[Title/Ab-
stract]))
AND ((Assess?[Title/Abstract]) OR (evaluat?[Title/Abstract]) OR (measure?[Title/Ab-
stract]) OR (test?[Title/Abstract]) OR (screen?[Title/Abstract]))
- - - - - - - - - - - - - - - - - - - - - - - - - - - - - - - - - - - - - - -
```

图 3-1　检索式范例

（三）文献纳入和排除标准

两位研究者独立阅读检索到的研究的标题、摘要和全文。在此阶段，出现争议则通过与第三名研究者讨论或协商解决。为确保研究者之间的可靠性和一致性，我们在开始筛选之前进行了培训。在随机选择的 50 篇文献中，两位研究者根据纳入和排除标准进行筛选，当双方最后纳入的文献 >90% 以上相同的时候，才开始全面筛选流程。

文献纳入的总体原则是，研究必须描述长期照护需求的定义、操作化过程或与其相关的评估指标。具体的纳入、排除标准如下：

1. 入选人群包括所有性别、所有文化程度、年龄在 60 岁及以上的老年人口；

2. 本章的背景纳入所有类型的环境，包括医疗机构、养老机构、社区照护机构和家庭照护环境；

3. 研究纳入英文和中文文献；

4. 纳入发表于 1980 年 1 月至 2018 年 11 月底期间的文献。

我们纳入研究类型包括定量、定性的原始研究和系统评价，以提供包括长期照护需求的定义、操作化过程或与其相关的评估指标的研究内容。

定量研究包括但不限于实验性研究(如随机对照试验,非随机对照临床试验和前后对照研究)和观察性研究(横截面研究、追踪研究和队列研究)。定性研究包括但不限于政策分析、案例研究等设计。如果多篇文献描述了相同的数据,我们采用最新发表的文献。

（四）内容提取

我们使用标准化的内容提取表格从纳入的文献中提取内容,包括:作者及第一作者的国家、出版年份、第一作者的研究领域所在学科、研究设计、人群和样本量(如果适用),研究关注的主要内容,长期照护需求评估工具介绍,评估工具的信效度,评估的维度、一级指标、主要研究结果(变量之间的关系等)。在数据提取之前,选择了6篇文献,两位研究员独立对研究内容进行提取,当双方提取的内容相同时,才开始全面内容提取流程。在文献内容正式提取的过程中,当两位研究者产生分歧和疑惑时,通过与团队中第三位研究者的讨论和协商解决。

（五）内容分析

我们阐述并总结了现有研究关于长期照护需求评估工具的特征,结果将以表格的形式呈现。我们使用频率和百分比来描述所纳入研究的研究特征(出版年份、国家、研究设计、第一作者的学科和研究重点领域)。

我们使用 McCormack(2007)和 Pawson(1997)等人提出的文献内容综合和分析的方法,来整合所有定性和定量的原始研究,以及系统评价的研究内容。具体包括以下三个步骤:

1. 将文献中的重要内容提取到表格中(范例详见表3-1)。提取内容包括:作者及第一作者的国家、出版年份、第一作者的研究领域所在学科、研究设计、人群和样本量(如果适用),研究关注的主要内容,长期照护需求评估工具名称,评估维度与一级、二级评估指标,以及主要的研究结果。具体的提取步骤在"内容提取"中已经详细描述。

2. 识别研究主题(范例详见表3-2)。对每篇研究中的主要研究内容与结果进行提炼。定量研究的提炼范式包括研究内容中的长期照护需求测量维度;定性研究需要提炼出长期照护需求评估要素。

3. 合并研究主题(范例详见表 3-2)。对在第二步中提炼出的长期照护需求评估中的关键维度进行合并和归纳。例如,将身体活动能力、认知功能状态归纳为"个体功能"。整个合并主题的工作由两位研究者共同完成。当合并的过程中出现争议时,通过与团队中第三位研究者讨论和协商解决。

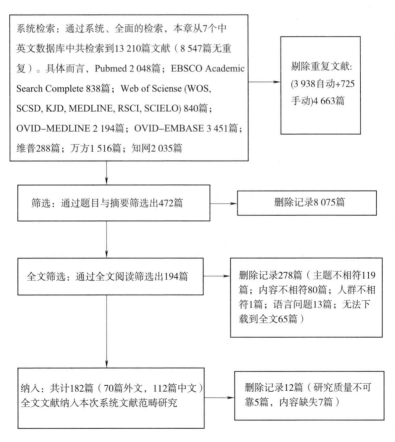

图 3-2 文献检索流程及结果

表3-1 内容提取范例：将文献内容提取到表格中

序号	作者，国家，专业	研究方法与人群	研究主题	评估工具名称及设计方式	评估维度	一级指标	工具的信效度检验	研究结果
1	曹培叶(2018)，中国，护理学	定量，非随机抽样的某三市的养老护理院失能老年人233例	长期照护需求评估工具	自编评估问卷：护理员对老年人长期照护需求评估共计6项一级指标，38个二级指标，38个条目。无程序化评估流程，由单人完成评估	日常生活照料需求，基础医疗护理需求，专科医疗护理需求，健康指导需求，精神慰藉需求，社会参与需求	日常生活照料：ADL＋辅具选择和使用，餐具清洁、房间清洁，IADL（购物、就医）。基础医疗护理需求：生命体征监测，体格检查，症状护理。专科医疗护理需求：造瘘口护理，伤口护理，留置管护理，压疮护理，营养导管护理。健康指导需求：行为安全，运动锻炼，疾病预防，保健用品，睡眠休息，康复功能。精神慰藉需求：节日问候，陪同聊天，陪同读书，心理咨询，交友、亲人探望，安宁疗护等。社会参与需求：社会活动，娱乐休闲，学习活动	内容效度：$S-CVE$ $=0.953$，$I-CVL$ $=0.889$ Cronbach's $\alpha=0.946$ 重测信度：0.846	从日常生活照料需求、基础医疗科需求、专科医疗护理需求、精神慰藉需求、社会参与需求6个方面评估，适用于长期照护院内失能老年人
2	李惠玲(2018)，中国，护理学	定量，1205位社区与机构老年人	长期照护评估与需求工具	自编指标体系：苏州市长期护理评估标准，包含3个维度，17项一级指标	感知能力，认知能力和行为能力	感知能力3项指标（视觉、听觉、触觉），认知能力4项指标（近期记忆，程序记忆，定向力，沟通能力），行为能力10项指标（进食，洗澡，修饰，穿衣/脱衣，大便，小便，如厕，床椅转移，平地行走，上下楼梯）	无	感知能力评估，认知能力评估，行为能力是长期照护需求评估的重要内容

续表

序号	作者，国家，专业	研究方法与人群	研究主题	评估工具名称及设计方式	评估维度	一级指标	工具的信效度检验	研究结果
3	Pimdee A. 2017, Thailand, Physical therapy	Quantitative study, six communities in Maha Sarakham Province	Health care needs assessment	Self-designed instrument: ICF-based assessment tool, 12 primary indicators	no	Sensation of pain, mobility of joint functions, muscle power functions, muscle endurance functions, change of basic body position, walking, moving around using equipment, washing oneself, toileting, dressing, eating, recreation and leisure	Cronbach's alpha coefficient is 0.84	The ICF is an effective means of guiding home health care
4	Guscia R. 2006, Australia	Quantitative study, 114 individuals with a range of disabilities and levels of severity	Long term care needs assessment	Existed tools: The Service Need Assessment Profile (SNAP) consists of 5 domains, and 29 primary indicators	1. Personal Care; 2. Physical Health; 3. Behaviour Support; 4. Night Support; 5. Social Support	1. bathing, dressing, eating, meal preparation, household tasks, and self-protective skills; 2. ambulation, health issues, incontinence, mobility, pressure care, and epilepsy; 3. type of behaviour, support requirements, behavioural risk, behavioural programs, and mental health issues; 4. safe practices, sleeping patterns, physical support needs, health monitoring, and behavioural issues; 5. communication, social, leisure and money skills, day support requirements, skill development options, and travel needs	Construct and criterion validities were supported for the SNAP by high correlations with SIS, ICAP	A systematic CGA combined with transitional care for older adults showed beneficial survival effects but no effect on ADL functioning

续表

序号	作者,国家,专业	研究方法与人群	研究主题	评估工具名称及设计方式	评估维度	一级指标	工具的信效度检验	研究结果
5	Tsutsui T. 2005, Japan, Public Health	Evaluation of policy	Eligibility of Long-term care insurance	The Japanese standardized instrument, which includes two domains, eight primary indicators, and 85 items in 2000	1. Physical and psychological Status; 2. Use of medical procedures	Paralysis and limitation of joint movement, movement and balance, complex movement, conditions requiring specia assistance, conditions requiring assistance with ADL & IADL, communication and cognition, behavioral problems	No	The computer-aided needs assessment is helpful. An assessment item indicating expected or potential improvement in function and health is also important
6	Arm-strong-Esther, C. A. 1994, Canada, Nursing	Qualitative study	Long term care needs assessment	Existed tools: The Alberta Resident Classification System (RCS) (1988) consists of 7 domains and 39 items	Background data, health status, ADL, BADL, continuing care, therapeutic interventions and programme, external demand	ADL (7 items): eating, dressing, toileting, trans-ferring, grooming, bathing and mobility. BDL (15 items): wandering, agitation, hoarding, anger and so on. Continuing care: urinary incontinence/catheter care, faecal incontinence/ostomy care. Therapeutic interventions contains a checklist of 14 treatments. External demand: family care support	No	The provision of service should not be the basis for classification of care requirements

表3－2　内容整合范例：识别与合并评估维度

序号	第一作者	评估工具名称及设计方式	评估维度	一级指标	识别和合并评估维度
1	曹培叶（2018）	护理员失能老年人长期照护需求评估问卷。共计6项一级指标，38个条目	日常生活照料需求，基础医疗护理需求，专科医疗护理需求，健康指导需求，精神慰藉需求，社会参与需求	日常生活照料：ADL＋辅具选择和使用，餐具清洁，换洗衣被，房间清洁，IADL（购物、就医）。基础医疗护理需求：生命体征监测，体格检查，症状护理。专科医疗护理需求：造瘘口护理，伤口护理，留置导管护理，压疮护理，营养支持。健康指导需求：行为安全，运动锻炼，疾病预防，保健用品，睡眠与休息，慢病预防，营养饮食，康复功能。精神慰藉：节日问候，陪同聊天，陪同阅读书，心理咨询，交友，亲人探望，安宁疗护等。社会参与：社会活动，娱乐休闲，学习活动	服务需求（照料需求，护理需求，精神慰藉需求，社会参与）
2	李惠玲（2018）	苏州市长期护理评估标准；包含3个维度，17项一级指标	感知能力，认知能力和行为能力	感知能力3项指标（视觉、听觉、触觉），认知能力4项指标（近期记忆，程序记忆，定向力，沟通能力），行为能力10项指标（进食，洗澡，修饰，穿/脱衣，小便，如厕，床椅转移，大便，平地行走，上下楼梯）	个体功能（感知功能，认知功能，活动功能）
3	Pimdee A.（2017）	ICF-based assessment tool, 12 primary indicators	Functional status	sensation of pain, mobility of joint functions, muscle power functions, muscle endurance functions, change of basic body position, walking, moving around using equipment, washing oneself, toileting, dressin, eating, recreation and leisure	个体功能（身体活动能力，日活动功能，日常生活自理能力）

续表

序号	第一作者	评估工具名称及设计方式	评估维度	一级指标	识别和合并评估维度
4	Guscia R. (2006)	The Service Need Assessment Profile (SNAP) consists of 5 domains, and 29 primary indicators	Personal Care, Physical Health, Behaviour Support, Night Support, Social Support	Personal Care (covering bathing, dressing, eating, meal preparation, household tasks, and self-protective skills); Physical Health (covering ambulation, health issues, incontinence, mobility, pressure care, and epilepsy); Behaviour Support (covering type of behaviour, support requirements, behavioural risk, behavioural programs, and mental health issues); Night Support (covering safe practices, sleeping patterns, physical support needs, health monitoring, and behavioural issues); and Social Support (covering communication, social, leisure and money skills, day support requirements, skill development options, and travel needs)	服务需求（生活照护、健康照护、行为支持，日间和夜间照护，社会支持）
5	Tsutsui T. (2005)	The Japanese ITC needs assessment instrument, which includes two domains, eight primary indicators, and 85 items in 2000	Physical and psychological Status; Use of medical procedures	Paralysis and limitation of joint movement, movement and balance, complex movement, conditions requiring special assistance, conditions requiring assistance with ADL & IADL, communication and cognition, behavioral problems	个体功能（躯体健康与心理健康）；服务需求（医疗状态）

续表

序号	第一作者	评估工具名称及设计方式	评估维度	一级指标	识别和合并评估维度
6	Armstrong-Esther, C. A. (1994)	The Alberta Resident Classification System (RCS) (1988) consists of 7 domains and 39 items	Background data, health status, activities of daily living, behaviours of daily living, continuing care, therapeutic interventions and programmes, external demand	ADL (7 items): eating, dressing, toileting, transferring, grooming, bathing and mobility. BDL (15 items): wandering, agitation, hoarding, anger and so on. Continuing care: urinary incontinence/catheter care, faecal incontinence/ostomy care. Therapeutic interventions and programmes contains a checklist of 14 treatments and programmes that are thought to be used frequently in LTC facilities. External demand: family care support	个体信息;个体功能(健康状况、ADL、BADL);照护支持(持续照护与家庭照护支持);服务需求(康复、护理需求)

三、结果

(一)文献筛选流程及结果

图 3-2 展示了具体的文献检索、筛选流程和结果。通过初步系统性检索和 Endnote 软件去重,本章共获得 8 547 篇文献。进一步通过阅读题目和摘要、全文后,逐步删除不符合纳入标准的文献,最终纳入分析的文献共计 182 篇。

(二)纳入文献的基本情况

表 3-3 呈现了纳入文献的发表年份、国家、学科及研究类型等信息。纳入文献中有近八成的文献是 2010 年及之后发表的。这在一定程度上反映了这一研究问题的前沿性。另外,超过六成的文献在讨论中国的研究。其次是关于日本、美国、英国和荷兰的研究。除了中国之外,日本、荷兰在长期照护保险制度建设过程中开展了翔实的研究探讨,也积累了丰富的经验,为当前研究奠定了基础。关于第一作者的学科方向梳理发现,当前的长期照护需求评估研究以护理学和社会学领域的研究者居多,但也有许多公共卫生、医学和社会保障专业的研究者参与其中,充分体现了这一研究问题的交叉学科特征。

另外,对纳入文献的研究类型进行整理发现,有超过一半的文献属于横截面研究,专家意见和政策讨论文献近两成,质性研究的文献超过 15%,系统评价研究类型的文献不到一成。另外,纵向研究、混合性研究与病例对照研究的文献所占比例较小。

表 3 - 3　纳入文献的基本情况

变量	数量(篇)	占纳入文献的比例(%)
发表年份		
1980—1989	3	1.65
1990—1999	7	3.85
2000—2009	28	15.38
2010—2018	144	79.12
第一作者单位所在国家 *		
中国	113	62.09
日本	13	7.14
美国	9	4.95
英国	9	4.95
荷兰	9	4.95
第一作者单位所在学科 †		
护理学	51	28.02
社会学	34	18.68
公共卫生	23	12.64
医学	19	10.44
社会保障	10	5.49
研究类型		
横截面研究	96	53.30
专家意见与政策评估	33	18.13
质性研究	28	15.38
系统评价与文献综述	15	8.24
病例对照	4	1.65
混合性研究	3	1.65
纵向研究	3	1.65

* 只报告排名前五位的国家。
† 只报告排名前五位的第一作者单位所在学科。

（三）纳入文献的研究内容

具体整理纳入文献的研究内容，发现 182 篇文献涉及的主要研究内容包括六方面：长期照护需求评估、居家社区照护需求评估、机构照护需求评估、长期照护需求的实证分析、长期照护政策分析以及长期照护理论探讨研究。

表 3 - 4　纳入文献的研究内容

研究内容	数量（篇）	占纳入文献比例（%）
长期照护需求评估		
工具开发	23	12. 46
工具检验	22	12. 09
工具介绍	8	4. 40
居家社区照护需求评估		
工具开发	12	6. 59
工具检验	3	1. 65
工具介绍	2	1. 10
机构照护需求评估		
工具开发	9	4. 94
工具检验	5	2. 75
长期照护需求的实证分析		
长期照护需求影响因素	13	7. 14
长期照护需求内容分类	21	11. 54
长期照护需求规模估计	19	10. 44
长期照护政策分析		
长期照护保险政策	13	7. 14
长期照护需求评估政策	12	6. 59
长期照护理论探讨研究		
长期照护制度框架	11	6. 04
长期照护发展理念	3	1. 65
长期照护需求理论框架	6	3. 30

其中,关于长期照护需求评估工具开发、检验和介绍的相关研究以及关于长期照护需求影响因素、内容分类和规模估计的实证研究较多,各有53篇。

(四)评估维度与指标的归纳

以上182篇文献涉及74种评估工具。根据系统性检索和专业判断,我们对从文献中提炼出的长期照护需求评估指标进行主题归纳。Miller和Weissert(2000)回顾78篇文献中167项影响老年人入住养老院、入住医院、出现功能障碍变量和死亡率的预测因素发现,这些影响因素可以归为四类:首先是诱发因素,包括个体的年龄、种族、居住方式、家庭支持、非正式的护理、照顾者支持、社会活动和个人控制;其次是促成因素,包括房屋产权、养老院床位供给、支付率、养老院的病例组合等;再次是需要因素,包括个体的日常生活自理能力、工具性日常生活自理能力、身体活动能力、认知功能、行为问题、疾病类别;最后是使用因素,包括之前的入院情况、使用药物等。因为老年人的长期照护需求产生和发展与失能、入院和死亡是密切相关的,所以本章借鉴Miller和Weissert的归类方法,将个体长期照护需求影响因素归纳为以下四个维度:个体信息、个体功能、照护内容和照护资源与环境。他们分别对应Miller和Weissert提出的诱发因素、需要因素、使用因素和促成因素。表3-5详细列出了从文献中提取的所有评估维度、一级指标、二级指标。其中,一级指标后的括号内,标明了该指标被多少篇文献采用以评估个体的长期照护需求或相关需求。指标被采用的频次越高,在一定程度上越能反映指标的适用性。

(1)个体信息维度(诱发因素)

首先,个体信息包括个体的人口学特征(Crétien van Campen,2004;童立纺,2015;王雪辉,2016;何帆,2017;张艳等,2017;Fries et al. ,1985;Armstrong – Esther,1994;)和社会经济地位及家庭状况(Armstrong – Esther,1994;Slivinske et al. ,1998;Iecovich et al. ,2012;Siette et al. , 2018;张娟

娟,2012;宋岳涛,2012;王敏,2014;童立纺,2015;张艳等,2017;李玮彤等,2018)。该维度主要反映个体及家庭的客观情况,属于所有评估工具都包含的基本内容。另外,已有研究发现,高龄、女性、社会经济地位较低的老年人是长期照护的主要受益人群(张文娟等,2016;余世鹏,2012;张薇薇等,2014;孔凡磊等,2014;杨颖等,2017)。不过,大部分评估工具并不会将个体的年龄、性别、婚姻状况纳入需求等级评判过程之中(余敏洁等,2017;孙欣然等,2017),只是部分评估工具会考虑将独居、低收入水平纳入评判标准(Iecovich et al.,2012)。

（2）个体功能维度（需要因素）

个体功能是以老年人内在能力为核心的功能发挥状态。其中,内在能力是由个体的健康特征与身体活动能力决定"个体在任何时候都能动用的全部身体机能和脑力的组合",而功能发挥则是在个体内在能力与社会环境互动过程中形成的行动力、人机关系、学习能力等,受到个体因素与社会因素的极大影响(WHO,2015)。基于此,个体功能维度包含两类二级指标:第一类是评估老年人内在能力指标,包括个体的躯体功能(Slivinske et al.,1998;Nakano, et al.,1996;Tsutsui et al.,2007;Gohen－Mansfield et al.,2008;Boggatz et al.,2009;Clarkson et al.,2009;宋岳涛,2012;王敏,2014;王国庆,2017;张艳;2017;李玮彤等,2018)、医疗健康、认知功能、感知觉能力、行为能力、运动功能及心理健康(Leung et al.,2001;Challis et al.,2002;高菊兰,2006;金敏洁等,2017;师亚等,2018;赵雅宜,2015;彭培培,2015);第二类是评估老年人功能发挥的指标,包括个体的日常生活自理能力、工具性日常生活自理能力、生活习惯及社会参与(Arai et al.,2003;Creétien van Campen,2004;Worden et al.,2005;童立纺,2015;楼正渊,2016;李君等,2017;曹培叶等,2018)。评估个体功能维度的二级指标内容非常丰富,包括诸多成熟的独立评估量表,最常见的即是 Katz 日常生活自理能力量表、Barthel 日常生活自理能力指数、Lawton 工具性日常生活自理能力量表等。个体功能维度是长期照护需求评估工具的核心维度,也是进行长期照护需求程度分级最常见的参考标准。虽然纳入分析的研究会选择不同的老年人内在能力评估指标和功能发挥指标,但有 70 篇文献使用的长期照护需求评估工具中都包含日常生活自理能力和工具性日常生活自理能力评估内容。另外,感知觉与认知功能、医疗健康、心理健康、躯体功能、运动功能和与社会参与也是较常纳入的评估指标,分别有 38 篇、36 篇、31 篇、31 篇、27 篇和 23 篇文献提到这些评估指标。

(3)照护内容维度(使用因素)

照护内容是个体表达的明确指向具体长期照护服务项目的需求或利用情况,涉及生活照料、康复护理、精神慰藉、家庭支持、临终关怀等专业服务内容。这一评估维度与个体功能评估维度相辅相成,前者能够直接反映出个体的主观需求并与服务项目相联系,后者则反映个体的客观需求及待解决的照护问题。也正因此,许多照护实践研究中采用此类评估指标,快速有效地了解老年人的照护需求内容(Guscia,2006;Frederik,2010;张薇薇等,2014;徐萍,2015;史秀莲,2015;杨颖等,2017)。这部分评估指标也能反映长期照护服务需求供给的情况,有研究利用此类指标分析老年人的长期照护服务利用情况,并据此评估长期照护服务的效果。不过,此类指标较容易受到评估者与被评估者主观判断的影响,在纳入分析的长期照护需求评估政策研究之中较为少见。

(4)照护资源与环境维度(使能因素)

照护资源与环境包含照护资源、照护环境两项内容。其中,照护资源指个体已获得的照护支持、社会支持等(Walters et al.,2000;Challis et al.,2002;Guscia et al.,2006;何帆,2017;孔凡磊等,2014);照护环境则包括个体生活的硬环境如居家、社区环境,以及软环境如社会歧视、社会虐待状况等(MacAdm et al.,1991;Crossman et al.,2018;杨燕妮等,2011;张娟娟,2012;王章安等,2015;李玮彤等,2018)。老年人的非正式照护支持是老年人长期照护支持的重要组成部分。是否有充足的非正式照护支持显著影响其对正式照护的需求。前文已指出,个体的功能发挥是个体内在能力与外界环境互动的结果,而照护环境维度是个体长期照护需求动态变化的重要影响因素。依据世卫组织提出的"健康老龄化"理念的指导,我们能够通过改善老年人生活的环境、提供可及的服务与设备支持,在个体能力衰退的早期进行预防与支持,尽可能地减缓其功能发挥受限制的过程。因此,照护资源与环境也是长期照护需求评估的重要组成部分。

表3-5　长期照护需求评估维度和指标归纳结果

归纳维度	一级指标	二级指标
个体信息 (诱发因素)	人口信息(8)	性别,年龄,婚姻,户口
	社会经济状况(20)	住房,社会保障,收入
	家庭状况(8)	子女数,居住方式
个体功能 (需求因素)	生活自理能力(70)	ADL(70),IADL(32),BADL
	感知觉与认知功能(38)	记忆力、定向力、沟通能力,感知觉
	行为能力(30)	自控力,情绪问题,行为问题,安全自护能力
	心理健康(31)	抑郁,焦虑,孤独
	躯体功能(31)	视觉、听觉,皮肤状况,营养状况,口腔健康,慢性疼痛,压疮风险
	医疗健康(36)	用药情况,患病状况
	运动功能(27)	行动功能,跌倒风险
	生活习惯(21)	睡眠质量,饮酒习惯
	社会参与(23)	学习能力,社会交往,法律援助

续表

归纳维度	一级指标	二级指标
照护内容（使用因素）	生活照料(31)	助餐、助浴、助洁，起居照护，出行照护
	康复护理(23)	康复治疗，卧床护理，基础护理，专科护理
	精神慰藉(26)	情感支持，心理咨询，休闲娱乐，教育需求
	临终关怀(7)	疼痛管理，姑息治疗
	健康支持(7)	疾病预防，慢性病管理，用药指导
	家庭支持(7)	喘息服务，信息服务
照护资源与环境（使能因素）	已有照护支持(7)	照护人员、频次
	社会支持(10)	与他人的联系，爱与尊重
	辅助设备与医疗设备(3)	辅具设备，医疗设备与技术
	照护虐待(4)	社会隔离，虐待
	居住安全及保护措施(13)	居住条件，安全状况
	活动设施与场所(4)	健身设施，社会活动设施
	照护设施可及性(4)	社区照护设施，机构照护设施，医疗服务设施

四、讨论与分析

（一）个体功能是长期照护需求评估的核心

已有文献的结果证明,长期照护需求评估的核心在于个体功能因素,也即需求因素。首先,个体功能障碍是个体产生长期照护需求的客观原因,即老年人因为身体功能受限才需要长期照护服务,且个体功能的多个维度有助于全面、客观而有效地评估老年人的长期照护需求状态。其次,个体功能障碍的差异会直接影响个体长期照护需求的内容,以个体功能为基础的评估能够更可靠、精确地评估老年人的长期照护需求。为了评估个体的长期照护需求并划分需求等级,日本和韩国都通过大量调查和科学测算,计算不同类型的护理服务所需时间,并把服务时间换算成等级认定标准时间或分数,以此来判定不同长期照护需求等级,以保证护理对象认定和分级标准的科学性、合理性和客观性。

个体功能的评估包含多方面内容。对已有评估工具的分析发现,日常生活自理能力和工具性日常生活自理能力是最通用的评估指标,且自评日常生活自理能力和工具性日常生活自理能力状况对老年人长期照护服务使用类型的解释率比他人评估结果的解释率更高。老年人的认知功能是其识别和判断身边人物、事物和环境的基础。有些研究者认为,认知功能与日常生活自理能力一样属于最基本的个体功能,而有些研究者则认为认知功能属于较高层次的个体功能。另外,老年人的感知力、肢体功能等身体活动能力是老年人活动能力的基础。老年人的患病状况也是非常重要的健康因素,身体活动能力障碍和慢性病患病数目均对个体长期照护需求维度影响较高。老年人的心理健康、社会参与因素也被证明对老年人的长期照护需求和服务利用有显著影响。

总体来说,综合性的个体功能评估能够对老年人内在能力和功能发挥状况进行系统评价,能够有效识别出功能衰退早期老年人的长期照护需求,进而避免忽视老年人的多元需求和低估长期照护需求规模。

（二）照护内容是长期照护需求评估的重要辅助

诸多长期照护服务实践研究非常关注个体自评的照护内容,也即长期照护需求的使用因素或主观评价因素。这一指标与个体功能指标相辅相成。前者能够直接反映出个体的主观需求并与服务利用密切联系,后者则反映个体的客观需求及待解决的照护问题。

由于长期照护服务的多样性、复杂性,当前关于长期照护服务的分类是多样的。依据照护提供的场所来看,照护服务可以分为居家照护、社区照护和机构照护。依据照护时间,可以区分为日间照护和夜间照护(day care, night time home care)。依据照护内容,则可以将长期照护服务区分为生活照料、健康支持、康复护理、心理慰藉、家庭支持和临终关怀。

已有研究从主观照护内容需求、未满足照护内容、自评照护服务利用等角度对老年人长期照护需求进行评估,用以指导服务供给实践,有一定成效。也有研究对老年人的照护内容需求程度进行排序,研究结果发现,个体功能状态不同的老年人具有不同的照护内容需求排序,年龄、居住方式、性别等因素也会影响老年人的照护内容需求排序。总体而言,老年人自评照护内容需求以及照护服务利用是长期照护需求评估的重要组成部分,对于制订长期照护计划而言有很重要的参考价值。

(三)照护资源与环境是长期照护需求评估的重要补充

长期照护资源与环境是个体长期照护需求的使能因素,只有在一定资源与环境的支持下,个体的长期照护需求才能得到满足。而在资源匮乏和环境不适老的情况下,个体的长期照护需求程度会相应提高。通过整合资源、改善环境,加强功能衰退的预防与干预,也能减缓个体功能发挥障碍的发展进程,进而降低长期照护需求的成本。基于此,已有长期照护需求评估将照护资源与环境考虑在内。

不过,照护资源与环境往往不被纳入个体的长期照护需求等级判断之中,而更多地用来补充和描述个体长期照护需求产生的环境,也有研究将此指标纳入长期照护服务质量评估。而且,长期照护需求评估政策研究者会更慎重地考虑照护资源与环境因素。以日本为例,其建立长期照护保险制度的一个重要目的是减轻家庭照顾者的压力。所以,日本的长期照护保险评估标准并不涉及个体已有的照护支持情况,并希望借此设计尽可能公平地为个体提供照护服务。

(四)中国长期照护需求评估的分析框架

基于本章对长期照护需求评估维度与指标的分析,以及上一章关于长期照护需求层次和影响因素的思考,本节提出以下中国老年人长期照护需求评估分析框架(见图3-3)。该框架描述了长期照护需求评估维度与不同层次长期照护需求的联系。实线表示纳入分析的长期照护需求评估维度,虚线表示不同层次的长期照护需求。外层实线连接的个体信息、个体功能、照护内容与服务利用、照护资源与环境,是具体量化内层虚线连接的不同层次长期照护需求的不同评估维度。

诚然,在某一框架下的需求评估一定存在其局限性。我们很难依靠一个完美的工具来评估老年人的复杂状况,但我们还是需要尽可能科学地、综合地开展评估。以此长期照护需求评估框架为基础,有助于综合性、标准化记录被评估者的信息。这种方式不仅能够有效识别存在功能障碍问题的老年人,也有助于细化评估等级,提高评估的公平性,有效降低不良事件的发生率,提高老年人的生活质量等。

发展中国的长期照护需求评估需以综合性评估为导向。第一,需求评估的内容不能局限于当前已有的服务内容,因为如果以当前已有服务项目和内容作为评估的分类基础的话,我们则丧失了评估具有特定护理要求的患者是否获得了不必要的服务(额外费用)或拒绝了必要的服务(投入不足)的机会。第二,需求评估要兼顾主客观需求两方面。评估而判定的个体客观需要和个体感知的主观需要之间密切相关,但也存在较大差异。例如,被评估为需要服务支持的个体者中有相当大比例要求得到服务支持,而被筛选为需要服务的个体者中也有相当大比例不要求这些服务。第三,需求评估需要包含社会照料与健康护理两方面内容,且以这种综合性的评估指标设计为基础,开展健康管理与个案管理,实现健康护理与生活照料的有机结合,有助于促进医养结合、整合照护服务的发展。所以,周全地开展评估需要,既考虑社会照料需求,也考虑健康护理需求,既考虑客观需求,也考虑主观需求,既考虑已有资源环境禀赋,也考虑尚未满足的需求。

发展长期照护既需要考虑其公平因素,也需要关注其效率与可持续性。所以,保障人口的覆盖率和保险系统的财政可持续性之间需要权衡。严格的资格评估可以提高财政的可持续性,但由此造成的人口覆盖率低,可能限制长期照护服务体系满足老年人长期照护需求的能力。门槛较低的资格评估则有可能导致保障人群范围过大,而增加财政压力,影响制度的可持续性。所以,在这一过程中,我们需要制定弹性的评估方案与分级标准,有效适应社会需求。

综上所述,发展中国的长期照护需求评估,可以由以下四个维度的评估指标构成,其中个体信息属于基本内容。个体功能评估是核心内容,反映了个体产生长期照护需求的客观状态。照护内容、照护资源和环境同样被纳入评估范围,评估个体与环境的互动过程,既呈现在一定环境下个体主观表达的长期照护需求,也反映照护资源与环境的支持和友好程度。

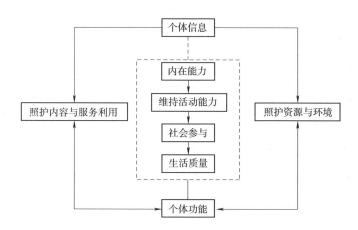

图3-3 中国老年人长期照护需求分析框架

实践篇

第 四 章

国际老年人长期照护需求评估实践

一、研究目的

在全球人口老龄化背景下,老年人的健康与长期照护问题越来越受到国际社会的重视。自1968年荷兰实施以社会保险为基础的长期照护保险以来,部分国家和地区也相继建立了不同类型的长期照护保险制度。这些国家和地区在发展长期照护需求评估方面也积累了一定经验。本章将围绕国际老年人长期照护需求评估的发展情况,分析、归纳和总结其在政策制定与革新等方面的经验并凝练启示。

二、资料来源

本章分析资料以二手资料为主,一手资料为辅。二手资料主要包括公开发表的国内外期刊论文、公开发表或未发表的国际报告等;一手资料则来源于各国统计局等官网信息。

三、国际长期照护需求评估实践的个性与共性特征

依据长期照护保障的筹资模式、保障范围以及制度的独立性,我们将各国的长期照护实践归为四类(Joshua,2017;OECD, 2011):一是以社会保险为基础、保障参保人员的社会保险模式(Social Insurance Model),典型国家包括荷兰、以色列、德国、日本和韩国等;二是以税收制度为基础、覆盖全人群的社会保障模式(the Universal Model),如丹麦、芬兰和瑞典;三是以税收为基础、保障低收入人群的社会福利模式(Means Tested systems),如英国和美国;四是混合模式,如法国。同时,由于制度模式以及制度文化的差异,各国实施的长期照护对象认定、需求评估方案各有不同。下文将对四类制度模式下九个代表性国家的长期照护对象认定与需求评估方案进行梳理,一方面介绍各国评估方案的实施时间、评估标准、年龄限制、经济审查、结果分级及评估机构等情况(详见表4-1、表4-2、表4-3),另一方面对各国评估方案的异同点进行归纳和总结。

各国的长期照护对象认定与照护需求评估的方案在工具选择、经济条件限制、结果分级、负责机构等方面存在较大差异。这些差异不仅存在于不同制度模式之间,也存在于同一种制度模式下的不同国家之中。在欧洲地区的研究也表明,不仅欧洲各国的长期照护对象认定与照护需求评估的方案不同,在某些国家内的不同地区也会有不同的评估标准。这些标准的差异与其健康照护、社会照护的筹资、供给模式差异密切相关(Hutten and Kerkstra, 1996;Weekers and Piji, 1998)。

在实施社会福利模式的国家中,长期照护对象的认定以收入与经济审查为先,具体照护需求评估则围绕个体的日常活动能力展开。而在实施长期照护社会保障模式的国家中,长期照护对象的认定和照护需求评估则主要关注个体的失能状态与照护需求内容,个体的经济状况并不在评估范围之内。其评估的目的在于明确被保障者的服务需求,以制订相应的服务计

划,与之对应,其评估的内容相对更加广泛,使用的评估工具也更加多样。在实行长期照护保险的国家中,大多以综合性失能评估为基础来确定照护对象,但有些国家仅保障老龄人口的长期照护需求,有些国家则覆盖全年龄人口。实行长期照护保险混合模式的国家,则将经济审查、年龄限制与具体的长期照护需求评估相结合,形成对保险受益者的综合评估。各国开展评估的具体标准、分级结果与负责机构也不尽相同,有些国家由中央政府统一管理,有些国家则制定全国统一标准后由地方政府具体负责评估管理。

这些在保障对象认定、照护需求评估方案设计方面的差异,不仅反映了单一制度设计的差异,也与各国不同的人口老龄化程度、医疗保障体系、正式的长期照护服务供给系统、家庭照护文化以及经济发展水平等密切相关。丹麦是典型的高福利国家,且拥有相对完善的长期照护正式支持基础,所以相对较早地实行了全国统一的长期照护对象认定与需求评估标准,以高效、公平地供给长期照护支持。日本作为世界上人口老龄化程度最高的国家,其长期照护保障制度建立的核心目的在于保障老龄人群的长期照护需求,所以其评估对象的认定设计了明确的年龄限制。英国实行覆盖全民的国家医疗服务体系(National Health System, NHS),但并没有建立独立、统一的长期照护保障制度,当前的长期照护服务支持作为社会福利手段,优先保障低收入人群的照护需求,所以评估内容包含对保障对象的经济审查(王玉环,刘素香,2012)。韩国的长期照护保险制度建立相对较晚,已有丰富的国际经验为基础,其评估标准在推行之初即纳入对被照护对象认知功能的评估,并对应特定照护需求分级。

表4-1 社会保险和社会保障模式下长期照护服务对象认定与需求评估方案

筹资	国家	实施时间	评估标准	年龄限制	经济审查	结果分级	评估机构
社会保险	荷兰	1997年	基于ICF的统一标准,包含六个方面:个人照护、医疗护理、支持性服务、健康指导、康复治疗、居住服务	无	无	无	独立政府部门
	以色列	1988年	首先根据年龄、收入与居住方式进行筛查;其次利用日常生活自理能力评估工具进行评估	男性65岁及以上,女性60岁及以上	有	—	中央政府
	德国	1995年,2015年改革	统一标准,包含六个方面:活动能力、认知与交流能力、行为与心理健康、自护能力、医疗照护需求、社会参与与日常活动管理	无	无	五级	医疗审查委员会
	日本	2000年	统一标准:包含了79项标准问题和12项特殊问题的问卷,其评估内容包括关节活动、运动状况、日常活动和工具性日常活动、认知功能、人际交流、行为障碍等7类身心障碍	部分40~64岁人口及全部65岁及以上	无	七级	地方政府
	韩国	2008年	统一标准:躯体障碍、认知障碍、行为障碍以及护理需求和康复需求等内容	部分20~64岁人口及全部65岁及以上	无	五级	独立评估机构
社会保障	丹麦	1996年	统一标准,包括活动能力、居住条件、自我决定的能力、用药情况、康复服务需求等,具体工具包括巴氏量表(Barthel index)等。	部分75岁以下及全部75岁及以上	无	时长	—

资料来源:OECD, Help Wanted? Providing and Paying for Long-term Care[R]. 2011.

表 4 - 2　混合模式和社会福利模式下长期照护服务对象认定与需求评估方案

筹资	国家	实施时间	评估标准	年龄限制	经济审查	结果分级	评估机构
混合模式	法国	—	统一标准(Autonomie gérontologie groupes iso - ressources grid),包含个体的日常生活自理能力评估、认知障碍评估等内容	60岁及以上	有	六级	独立评估机构
社会福利	英国	—	暂无统一标准,较常用的为EASY - care 等	60岁及以上	有	—	地方政府
	美国	—	暂无统一标准,较常用的为InterRAI 系列标准等	—	有	—	独立机构

资料来源:OECD, Help Wanted? Providing and Paying for Long - term Care[R]. 2011.

尽管当前各制度模式之间以及各个国家之间的评估方案呈现出显著的多样性特征,随着长期照护支出在各国公共服务支出之中所占比例的不断提升,各国在提升长期照护制度覆盖人群的"广度"和提供服务支持的"深度"方面均有所发展,而在长期照护对象认定与需求评估过程中各国都遵循以下三点共性。

(一)不断发展的标准化、综合性的评估工具

受到世卫组织推行的"健康老龄化"理念,以及 ICF 综合性功能障碍评估标准的影响,各国在照护对象认定、照护需求评估标准方面,均采用综合性、标准化的评估工具,评估内容至少包含个体的基本日常生活自理能力和认知功能。虽然部分国家未推行全国统一的评估标准,但在一定地区范围内仍然采取相对一致的标准化评估工具。评估工具的发展是一个动态过程。各国评估内容的覆盖范围随着评估工具的改进也不断拓展,从基础的个体身心功能评估,发展为包含个体社会参与、居住环境在内的综合性评估。部分国家为推进健康与社会照护的整合发展,在评估阶段即采取整合医疗护理、康复治疗以及社会照护需求在内的综合评估方案,如荷兰、韩国等。

（二）以需求和个体选择为导向的评估模式

虽然各国采用的标准化评估工具不同,但这些工具的评估方式较为一致:以被照护对象的失能状态及客观需求评估为基础,结合被照护对象的个体选择来提供现金或服务支持。一方面,各国都利用客观的长期照护需求评估工具来认定被照护者的客观失能状态和需求内容,并以被照护者的客观需求为主要依据确定服务供给。另一方面,各国都越来越强调尊重被照护者的自主性与选择权,被照护者不仅可选择是否参与评估并享受其保障,也可在一定范围内自主选择接受支持的类型和内容。

（三）独立于服务提供者的评估组织

负责长期照护服务认定与需求评估的组织可能是独立的中央政府部门、医疗卫生部门、地方政府,也可能是第三方独立机构。这些评估组织有一个共性:均独立于服务供给机构。这在一定程度上能够保障评估的客观性、公平性,同时有利于进一步推进服务质量的提高。

表4-3　各国长期照护服务体系比较

制度模式	国家	制度形式	覆盖人群	给付方式	长照支出在GDP中的占比（%）
社会保险	荷兰	独立体系	全部人口	现金与服务支持,包括家庭与机构照护	3.5
	以色列	独立体系	全部人口	现金与服务支持,包括家庭与机构照护	—
	德国	独立体系	全部人口	现金与服务支持,包括家庭与机构照护	0.9
	日本	独立体系	全部人口	服务支持,包括家庭机构照护	1.4
	韩国	独立体系	全部人口	现金与服务支持,包括家庭与机构照护	0.3
社会保障	丹麦	独立体系	全部人口	现金与服务支持,包括家庭与机构照护	1.8
混合模式	法国	混合体系	全部人口	现金与服务支持,包括家庭与机构照护	1.7

续表

制度模式	国家	制度形式	覆盖人群	给付方式	长照支出在 GDP 中的占比(%)
社会福利	英国	混合体系	18 岁及以上人口	现金与服务支持,包括家庭与机构照护	0.96(2002)
	美国	混合体系	全部人口	现金与服务支持,包括家庭与机构照护	0.6

资料来源:OECD, Help Wanted? Providing and Paying for Long – term Care[R]. 2011.

四、代表性国家的长期照护需求评估政策改革

各国实施照护保障制度和评估方案的过程都是一个逐步完善的过程,其间积累了丰富的经验教训。本节将主要从公平、效率两个角度来回顾四个代表性国家——德国、日本、荷兰与英国,在长期照护对象认定、需求评估标准制定与实施过程中经历的讨论与改革,并尝试从其改革历程中汲取经验。

(一)德国

德国于 1994 年通过长期照护保险法案(LTC Insurance Act),开始建立长期照护保险制度。基于公平原则,为保障相同失能水平的个体能够获得同等保障待遇,医疗审查委员运用全国统一的评估工具,统筹负责保险受益者的需求评估,且所有年龄人口都能够平等接受评估和保障。不过,其长期照护对象认定及需求评估标准在设计之初主要围绕身体活动能力障碍,而忽视了老年失智症等认知功能障碍带来的照护压力激增问题。这导致在 2014 年德国约 150 万失智老年人(占 60 岁及以上老年人口的 6%)的"照护需求权"未得到充分保障,长期照护保险制度的公平性受到挑战。因此,德国议会于 2015 年通过《加强长期照护制度的第二法案》,改革长期照护保险制度,重新界定"长期照护需求"内容,将认知功能障碍和心理问题纳入长期照护需求评估体系,从六个不同方面评估个体的功能状态,包括

活动能力、认知与交流能力、行为与心理健康、自护能力、医疗照护需求、社会参与与日常活动管理,并相应地将照护需求等级由三级拓展为五级(杜鹏,董亭月,2016)。

(二)日本

日本从2000年开始正式实施长期照护保险制度,其保险受益者认定与需求评估标准由中央政府统一制定,基层政府(市町村)负责具体实施。这一方案在很大程度上保障了长期照护服务的公平性与客观性,同时也在一定程度上允许地区差异性的存在。依据日本的长期照护保险法案,日本的长期照护对象认定包含三个方面内容:一是保险受益者的年龄限制,二是照护需求等级认定,三是医生意见书(Doctor's Opinion Paper for care need certification)。年龄是判断个体能否成为保险受益者的重要标准,其中65岁及以上人口均可申请评估与保障,而40~64岁年龄人口中仅存在与年龄相关的功能障碍时可申请评估与保障。40岁以下年龄人口不属于保险保障范围。其长期照护服务需求评估标准包含了79项标准问题和12项特殊问题,其评估内容包括关节活动、运动状况、日常活动和工具性日常活动、认知功能、人际交流、行为障碍等7类身心障碍(高春兰,果硕,2016)。评估者将依据评估标准计算个体评估得分,然后再利用计算机模型(树形图模型)对个体的评估得分进行具体分析,推算出个体所需的照护时长,并以此为依据将个体划分至7个照护需求等级(张莹,2011)。不过,计算机模型经常高估了个体需要的照护时长。所以保险受益者还需要通过医生的诊断,并从医学角度确认其照护需求评估的准确性。通常而言,医生的证明意见可涉及保险受益者的患病情况、医疗护理需求、日常生活自理能力与社会参与需求等方面,但在具体实施过程中由于问诊医生对保险受益者了解程度不同,证明意见的内容详略存在较大差异(Moriyama et al. 2014;Tsutsui and Muramatsu,2005)。

此评估标准在实施过程中取得了显著成效,但研究者们也发现还存在一些问题。一是随着老龄化程度的加深和老年人对长期照护保障权益认识的提升,保险支付与服务供给的压力激增。为了缓解长期照护保险的财政压力和照护供给压力,日本政府从 2011 年开始从服务供给方面实施改革,针对照护需求评定为"需要支持"的保险受益者,提供更多预防性与支持性的长期照护服务,以延缓其失能程度加深的速度、减轻机构照护与医疗照护的压力(Francesca,2011)。二是医生证明意见的效率问题。按照规划,由比较了解保险申请者的初级医疗机构的临床医生起草证明意见,即能够准确判断评估的有效性并补充必要的医疗信息。但在实际过程中,很多保险申请者宁愿排长队也要预约专家医生来开具证明意见,尽管这些专家并没有时间与精力来充分了解他们的健康状况、照护需求。这既削弱了医生专业判断的有效性,也造成了较大的医疗负担,但目前并没有任何规定明确关于起草证明意见的医生需具备哪些资格(Moriyama et al. 2014)。

(三)荷兰

荷兰在 1968 年通过了特别医疗支出法案(The Exceptional Medical Expenses Act,Algemene Wet Bijzondere Ziektekosten,AWBZ),正式建立长期照护保险制度。这一制度覆盖于老年长期照护相关的机构照护、日间照护、夜间照护、喘息服务、居家服务等内容,且在 1997 年之前,其受益者的评估由服务提供者直接负责,所以存在严重的"吸脂效应"弊端。1997 年,荷兰通过需求评估法案(Needs Assessment Decree,NAD,Ministry of Health,1997),改革其需求评估方式,开始由独立的需求评估机构专门负责长期照护保险受益者的认定与需求评估。同时,政府建议各评估机构统一使用政府制定的评估标准,以提高评估结果的客观性与公平性(Algera et al.,2003)。

当前,荷兰的长期照护需求评估标准基于 ICF 标准发展而来,由一百多项包含个体六个方面的功能状态和照护需求的评估项目组成。这六个部分分别是:1. 个人照护(洗澡、穿衣、如厕、用餐等服务);2. 医疗护理(用药、症状管理等);3. 支持性服务(日常活动组织、家务管理);4. 健康指导(医疗咨询);5. 康复治疗;6. 居住服务(机构照护等)。具体评估由评估人员通过上门探访完成。其评估的目的不仅在于确定保险受益者的服务需求,还在于帮助保险受益者清楚认识其自身照护需求与照护选择。且其需求评估的内容独立于现有服务供给内容,并不会因为有限的服务供给而减少其需求评估范围(Algera et al. ,2003)。

(四)英国

英国并未建立独立的长期照护保险制度,而是以国家税收为基础,为低收入群体提供福利性长期照护支持。基于此制度设计,长期照护保障受益者一方面需通过"资产审查",另一方面需要接受长期照护需求评估。不过,当前英国尚无统一的长期照护对象认定与照护需求评估标准,评估工作由地方政府负责(杨沛然,2017)。这既存在严重的服务供给不充分问题,也造成了服务供给的区域不平等,强化了服务资源分配的不均衡与低效率。

另外,英国实行覆盖全民的国家医疗服务体系(National Health System,NHS),并针对出院的患者实施持续健康照护(Continuing Health Care,CHC)评估,以决定出院后是否为其提供必要的健康照护或社会照护支持(Crossman and Ohde,2018)。这一持续照护体系有效推进了社区照护的发展,也是长期照护的重要组成部分。持续健康照护的评估框架覆盖12个不同功能领域的内容,但由于评估内容复杂,且部分功能评估的操作化不够精确,所以在实施过程中出现一系列问题。一是评估标准化和程序化程度低,容易因为评估者的主观判断而出现较大差异,进而容易引起评估者与被评估者之间的冲突,并降低被评估者的满意度。二是评估申请与等待期长,且评估过程比较复杂,导致评估成本较高,增加国家医疗服务体系的财政负担(Crossman and Ohde,2018)。2014年,英国政府讨论通过照护法案(The Care Act,2014),计划对既有的长期照护体系进行改革,并推出不涉及房产的长期照护保障受益评估体系（Differred Payment Agreement，DPAs），但当前还未实施（Luo，2017）。

五、小结

本章依据筹资模式与保障范围对九个代表性国家的长期照护保障制度进行分类，归纳了各类制度模式下长期照护需求评估方案的异同之处，并着重介绍了四个国家长期照护需求评估方案的改革历程。总体而言，虽然在工具选择、分级方式与保障范围方面各国存在明显差异，但各国在评估标准统一化、评估内容综合化、需求分级细致化、评估机构独立化方面经历了类似的改革发展历程，评估的公平与效率也不断得到增强。而在控制评估成本与提高评估效率、增强评估客观性与服务供给个性化等问题上，各国也面临类似的挑战，仍需不断探寻更有效的解决方案。

第 五 章

国内长期照护保险试点地区的评估方案

一、研究目的

自 2016 年 6 月人力资源与社会保障部发布《指导意见》以来至 2018 年 11 月,上海市、重庆市、广州市等 15 个试点城市均以中央政策为指导,结合当地实际情况,制定了相应的长期照护保险(简称长护险)试点方案,并出台和实施了相关条例与细则。北京市石景山区和嘉兴市虽未纳入全国试点范围,但也开始了长期照护保险政策的探索与实施,并从区级或市级层面出台了相关政策文件。本章将上述 17 个地区的政策经验纳入分析范围,并选取宁波、嘉兴、青岛、上海四市为代表,具体探讨中国在长护险试点地区的评估实践过程中积累的经验与面临的挑战。

二、资料来源

本章的分析资料包括各地政府的政策文件、档案文件和汇编材料,公开发表的国内期刊论文,媒体的相关报道以及实地调研过程中对相关人员的访谈等。参与长期照护需求评估实践的调研对象包括宁波、嘉兴、青岛和上海四个地区的地方政府工作人员、服务机构或评估机构负责人、评估专家与长期照护保障对象家属等。

三、国内长期照护保险试点评估方案的个性与共性特征

对试点地区出台文件中关于保障对象认定的内容进行归纳总结(详见表 5-1),我们发现,国内长期照护保险试点地区采用的老年人长期照护需求评估工具主要有三类:第一类是以重庆、承德等地区为代表的简易操作型,主要运用 Barthel 指数评估老年人生活自理能力,以筛选重度失能老年人纳入长期照护保险保障范围。第二类是以青岛为代表的多维评估型,主要利用 Barthel 指数评估老年人生活自理能力,并结合医疗机构的证明以认定保障对象,医疗机构的证明包括痴呆症诊断证明、医疗特殊护理需求评估、综合医院分级护理指导意见评估等细化老年人的照护等级,以匹配相应程度的照护服务。第三类是以上海、北京为代表的综合评估型,专门制定了长期照护需求评估标准或规范,从日常生活自理能力、患病情况、认知功能等综合维度评估个体的长期照护需求,并指向长期照护服务(杨菊华等,2015;李强等,2018)。

关于照护需求等级的分类,上海市按照护等级分 6 个照护等级,分别对应不同的服务时长和类型;北京市分 4 个照护等级,包含能力正常、轻度失能、中度失能、重度失能;重庆、承德、石河子、宁波、苏州、齐齐哈尔、安庆 7 个地区分 2 个照护等级:重度失能、住院治疗;青岛、成都、长春、广州、上饶、南通、荆门 7 个地区都分 3 个照护等级,但具体分级标准存在一定差异。

表 5 - 1　中国长期照护保险试点地区的需求评估方案

国内政策实践	功能评估维度	家计调查	照护资源
上海(2018)	老年照护统一需求评估标准:包含自理能力和疾病轻重两个维度,其中自理能力包括15项基本和工具性日常生活自理能力、4项认知能力;疾病轻重包括10项疾病的局部症状、体征、辅助检查与并发症评估	无	无
北京(2019)	北京市老年人能力综合评估:包含老年人能力综合评估和照护需求评估两个维度。前者包含老年人自理和活动能力、认知能力与精神状态、感知觉与沟通力三项内容	有	有
重庆、承德、石河子、宁波、苏州、齐齐哈尔、安庆(2016)	前提条件:接受不少于6个月的治疗;评估标准:Barthel指数评定量表(10个指标)+4项入院特殊护理标准	无	无
青岛、成都、长春、广州、上饶、南通、荆门(2016)	前提条件:接受不少于6个月的治疗;评估标准:Barthel评定指数量表(10个指标)医疗机构证明:痴呆症诊断证明/医疗特殊护理需求评估/综合医院分级护理指导意见/卡氏评分KPS	无	无
行业标准(民政部,2013)	《老年人能力评估》;日常生活活动、精神状态、感知觉与沟通、社会参与4个维度22个具体指标	无	无
地方标准(上海市质量监督局,2013)	《老年照护等级评估要求》;4个主要维度(生活自理能力、认知能力、情绪行为、视觉)的13个指标,及1个背景维度(社会生活环境维度)的4个指标	无	无

资料来源:2013年至2019年各试点地区民政厅、财政厅或人力资源保障厅等部门出台的长期照护政策文件、失能老人护理补贴文件等。

　　基于以上评估方案,各地区基本能够识别中、重度失能的保障对象。但这些试行的长期照护需求评估工具一方面将长期照护保险与照护福利补贴的评估工具混为一谈,引起长期照护政策的错位;另一方面比较依赖医疗护理需求评估,未充分考虑认知障碍、社会参与维度的照护需求评估,从制度的长期运行角度来看,可能会因路径依赖而出现准入门槛过高、偏重医疗护理服务、不利于促进精细化服务发展等问题。另外,当前的评估方案设计之间缺乏连贯一致结构,造成数据难以整合,容易造成资源浪费。最后,评估结果与照护服务计划制订脱节,评估的现实意义被削弱。

基于长期照护保险成本测算的研究已表明(胡宏伟,2016),中国社会性的长期照护保险建设是可行且可持续的,而制度建设成功的关键点不仅在于资源整合,还在于以社会各界和各个部门共识为基础的资源分配。实际上,现在诸多类型的老年社会保障、社会福利资金投入规模已相当可观,只是鉴于各部门的理念认识、投入目的及资源分配方式不同,各类资源投入渠道分散,缺乏统一的以需求优先级为导向的资源分配逻辑和次序。长期照护需求评估即优化资源整合与分配的关键环节。建立符合中国国情的长期照护需求评估制度,通过精准识别老年人的长期照护需求,并集中资源优先供给亟须保险保障和福利救助的人群,可以最大限度地实现有限资源的高效利用,避免"大水漫灌"而浪费资源。

四、代表性地区的长期照护需求评估实践

以上不同类型的长期照护需求评估方案在实施过程中,对应不同类型的长期照护保险政策设计,呈现出不同成效,也存在不同问题。本节将主要从政策设计与实践成效两个角度来分析宁波、嘉兴、上海与青岛4个代表性地区在长期照护对象认定与需求评估实施过程中的经验与挑战,并尝试凝练启示。

(一)宁波

宁波市的长护险制度由三项政策支撑而成,即《宁波市人民政府办公厅关于印发宁波市长期护理保险制度试点方案的通知》(甬政发〔2017〕115号)、《宁波市长期护理保险试点实施细则》(甬人社发〔2017〕159号)和《宁波市长期护理保险失能评估试点办法》(甬人社发〔2017〕160号)。这三项政策文件主要由宁波市人社局牵头制定,对宁波市长护险的试点区

域、保障对象、保险缴费和筹资方式、保障待遇与享受待遇方式、服务机构管理、评估机构职责、经办机构职责、评估标准、评估流程、评估人员要求等内容进行了明确规定。相对于其他试点地区,宁波的试点政策出台较晚(杨菊华,杜声红,2018)。宁波市医保局负责人员与经办机构人员以"小切口、稳步走"概括宁波市长护险试点政策特征。下文将在此背景下,具体介绍宁波市长期照护保险保障对象评定的政策布局与实施情况。

宁波市在长期照护保险试点阶段,长期照护需求评估按照《日常生活活动能力评定量表》(Barthel 指数评定量表)执行,以重度失能作为享受保险待遇的基本要求,且要求享受待遇者满足经过不少于180 天治疗的要求。计划后期条件成熟时逐步完善统一失能评估标准。

评估人员由经办机构从宁波市医保局建立的评估专家库中随机抽选。评估专家库分为 A 类专家库和 B 类专家库。其中,A 类专家负责争议复评评估,由试点区域内的二级及以上定点医疗机构、康复机构中具有医疗卫生高级专业技术职称任职资格的医疗专业人员组成,以劳动力及鉴定委员会专家库为基础;B 类专家负责初评工作,主要是在试点区域内的二级及以下医疗机构或护理服务等其他机构中,具有中级及以上医疗、护理专业技术职称任职资格,或者从事康复专业技术工作三年以上的在岗医护人员。

被保险人通过照护机构提出评估申请,经办机构组织评估专家小组每月前往照护机构,开展一次集中评估。评估小组由 2 位评估辅助岗人员和 3 位从 B 类专家库中随机抽取的评估专家组成。评估过程中,3 位专家独立打分,以每个评分细项少数服从多数的原则确定最终评分。评分40 分以下(重度失能)的保险人,且有 180 天治疗经历的,可于次月开始享受长护险保障待遇。治疗经历可以医疗机构开具的入院诊断证明为依据,也可以照护机构出具的照护与治疗记录为依据。

评估未通过者,参保人及家属在收到评估结论之日后 15 个工作日内可以申请复评,复评结果即最终结论。复评或初评结果未达到重度失能的,需在 6 个月之后才可重新提出评估申请。已享受长护险待遇的人员,每两年进行一次复评。

截至 2019 年 5 月底,试点制度经过一年半的落地运行,共有 1 172 位入住服务机构的失能人员接受了失能评估。其中,998 位通过评估申请,967 位享受了长护险保障待遇(院护 833 人,专护 134 人)。其中,男性 406 人,女性 561 人。60 岁以下被保险人数 19 人。

整体而言,宁波市实施以信用为基础的长期照护需求评估方式。首先,按照政策要求建立市级评估专家库,其中 A 类专家 107 人,B 类专家 175 人。评估的专家费用为初评专家每位 500 元/半天,复评专家每位 800 元/半天。所有专家中有 171 位医生、76 位护士、35 位社会工作者。其次,探索形成以机构信用为基础的评估方式。以某走访专护机构为例,该院有 500 张床位,内设医务室和评估中心,有 23 位全职或兼职医务人员,并有 6 位工作人员进入宁波市评估专家库。其中,1 位 A 类专家,5 位 B 类专家。以院内评估中心为基础,由入住者家属向院内提出长护险申请,并依据长护险规定提供相关资料(病历证明、病程记录或入院档案等)。院内评估人员会对入住者信息进行审核,并依据评估表进行初筛。通过院内初筛的入住者才能够通过机构向区内经办机构提出网上申请。区级经办机构通过网上申请并请入住者家属签字后,组织评估专家入院评估。通过专家评估的入住者需通过院内公示最终确定保障资格。最后,逐步建立多元化评估队伍。仍以上述走访机构为例,该院 A 类专家尚未参与过评估工作,B 类专家基本上一个月参加一次由经办机构组织的前往其他机构开展的评估工作。据一位 B 类评估专家介绍,具体评估流程包括检查病人病历资料、现场观察、评估表评估和评估小组讨论,评估一位被保险者大约需要 15 分钟。在实际评估过程中,来自养老院和医院的评估专家在评估过程中有不同的侧重,前者对老年人的生活和 Barthel 评估表内容更加熟悉,会通过观察、触摸、试探等方式确认和核查被保险人的失能状况,避免骗保行为;后者则更注重病历资料检查与肢体检查,并会依据评估表逐条评估被保险人情况。照护机构在提出申请前对被保险人进行院内评估与筛查,尽可能提高评估通过率,以减少院内评估纠纷并维系好与经办机构的良好关系。

在需求评估实施过程中,宁波市尝试建立了机构信用评价体系。因为日常评估流程包括院内初筛、专家评估和结果公示三个步骤。其中,以机构信誉为基础的院内初筛是保证评估效率和公平的关键。而签订协议的专护、院护机构为提升机构影响力与公信力,也会自觉提高初筛的准确性,维护机构信誉,建立经办机构和政府管理部门的良好合作关系。以评估为切入口,提升长期照护服务机构的信用建设主动性、自觉性,同时探索建立失信惩戒机制,将有效推进长期照护服务领域社会信用体系建设。这对于扩大长期照护服务供给市场、提升长期照护服务质量起到重要推动作用。

在长护险运行过程中,政府工作人员、评估专家以及长护险保障对象家属也都指出,现有评估标准存在操作困难,未考虑失智老人的情况。虽然许多照护机构会进行独立的入院评估,了解被照护者的日常生活、精神状态等状况,但在长护险等级评定过程中,仅考虑被照护者的重度失能情况,而忽视了其认知功能状况,导致一部分存在实际照护压力的失智群体缺乏有效保障。

(二)嘉兴

2017 年 6 月 30 日,嘉兴市出台《嘉兴市人民政府关于印发嘉兴市长期护理保险暂行办法的通知》,开始正式建立长期护理保险。目前,嘉兴市基本形成了"1 +7 +X"的长期照护保险政策布局。其中,1 是一个主体文件,即《嘉兴市长期护理保险实施细则》;7 是七个主体配套办法,即《嘉兴市长期护理保险暂行办法实施细则》《嘉兴市长期护理保险失能评定办法》《嘉兴市长期护理保险定点服务机构协议管理办法》《嘉兴市长期护理保险服务项目管理办法》《嘉兴市长期护理保险失能评定标准》《关于规范全市长期护理保险居家护理的通知》《关于规范全市长期护理保险护理服务培训工作的通知》;X是财政、民政、卫计、物价等部门配套办法。目前已经出台的政策有人力资源和社会保障局与财政局联合制定的《嘉兴市本级长期护理保险护理服务培训定点机构认定办法》。

根据嘉兴市长期护理保险政策的规定,失能等级评定是享受长期护理保险待遇的前置条件。嘉兴市《长期护理保险失能等级评定标准》详细规定了评估工具、评定流程和评估资质等问题。依据该规定,嘉兴市采用国家民政部2013年发布的《老年人能力评估》标准作为评估工具。该标准对失能人员进行重大疾病状况、日常生活活动能力状况、精神状况、感知觉与沟通能力状况、社会参与能力状况等的综合评估,确定正常、轻度失能、中度失能、重度失能四个等级。当前的制度保障对象为重度失能人员。为了便于失能评估工作的实施、管理和监督,嘉兴市委托第三方科技公司开发了失能等级评定的APP,按照专业化、信息化、规范化的要求开展失能等级评定工作。

在标准化方面,嘉兴市目前采用国家民政部2013年发布的《老年人能力评估》标准,保证了评估工具的标准化和可比较化。在规范化方面,嘉兴市的失能等级评定过程采用"双盲"法则,即在评估工作开展之前,评估团队和被评估人是由长期护理保险经办机构进行匹配和通知,以此来规避道德风险。在专业化方面,嘉兴市失能评定的专家团队由具有医疗、护理、康复等中级以上职称的专业技术人员及其他相关专业技术人员、社会工作者等人员组成,经经办机构培训聘任后开展评定工作,采取上门评估,评估团队不少于2人,其中具备医疗、护理、康复等中级职称以上的专业技术人员不少于1名。在信息化方面,失能判定采用信息化管理,政府相关部门专门采购了一套评定系统,系统根据专家描述,自动生成评定等级。除失能等级外,还应对长期失能人员身体状况和服务需求进行评估,一并出具评估意见。

嘉兴市失能等级评定分为初次评定、变更评定、期末评定和复核评定四种类型,原则上评定结论的有效期最长为 2 年。评定流程分为申请—受理—评估—公示—通知五个步骤。此过程采用"双盲"法则,即在评估工作开展之前,评估团队和被评估人是由长期护理保险经办机构进行匹配和通知,以此来规避道德风险。申请人对评定结论有异议的,应在接到评定结论告知书 30 日内向经办机构提出复评申请,经办机构应组织专家进行复核评定,并出具复核评定结论。复核评定结论为最终结果,6 个月内不得再次申请失能等级评定。目前,嘉兴市的失能等级评定申请人不需要负担评估费用。6 个月的时间间隔是为了规避大量不符合条件的人员参与评定,减少无效评定,提高评定资源的使用效率。

（三）上海

依据《上海市人民政府关于印发〈全面推进老年照护统一需求评估体系建设意见〉》的通知(沪府办〔2016〕104 号)和《上海市人民政府关于印发修订后的〈上海市长期护理保险试点办法〉通知》(沪府发〔2017〕97 号),从2017 年 1 月 1 日开始在金山、徐汇、普陀三个区先行试点长期照护保险,并于 2018 年开始在全市全面试点长期护理保险。长期护理保险形成配套文件,建立配套体系。文件包括实施细则、评估管理、评估费用补贴、服务规程、服务机构管理、服务清单、结算办法等若干文件。围绕长护险试点政策落地和养老服务体系建设,各职能部门还陆续出台相关管理办法、发展规划等系列文件。

上海以老年人统一需求评估体系为依据,为评估等级为 2~6 级者提供长护服务。长期护理保险评估是按六等分法,评估计量表加入了权重的概念,主要是评估失能老人的自理能力和疾病的轻重。自理能力维度包含三个方面——基本日常生活活动能力、工具性日常生活活动能力、认知能力,对应的权重分别为 85%、10%、5%。疾病维度是按照当前老年人群患病率比较高的 10 种疾病来测算的,同时每种疾病分成局部症状、体征、辅助检查、并发症 4 个分项,对应的权重分别为 30%、30%、30%、10%。两者累计积分,决定了照护的等级。服务时间根据护理需求评估等级,在社区居家养老服务中,2~3级老人为每周3小时,4级老人为每周5小时,5~6级老人为每周7小时。

评估主体为符合条件的第三方评估机构。评估人员为经卫生健康部门培训,考核后取得评估员资格的医生、护士或社会工作者等。评估标准由专业机构制定,采取双盲法由长护险信息系统根据算法给出评估计分和评估分级。评估费用按照政府和个人分担的原则,个人承担约1/3,政府补贴2/3。试点时期个人不承担费用。评估结果有效期最长为2年。

监督管理:区级管理平台要通过抽查、问卷调查、第三方暗访等方式,对需求评估情况、轮候转介情况以及服务提供情况等加强监管,确保统一需求评估运行规范有序。

研究者在上海市试点区调研发现,目前的长期护理保险制度存在评估等级划分过细、评估等级偏医学、与护理计划不衔接等问题(胡苏云,2018)。一方面,在现有评估指标设计中,生活方面的评估少,医疗方面的评估多,导致曾经患过疾病的老人综合得分往往高于实际需要照护的老人,如中风和糖尿病患者可以获得5级以上的等级评定,最需要照顾的卧床病人只能获得4级评估,而失智老人可能只是2级评估等级。实际情况是,卧床和失智老人(中度和重度)照护所需要的时间和精力往往更大,付出的人力物力成本更高。另一方面,目前失能等级评估为了保证公平,采用的是双盲法。评估由A证和B证人员来确定,照护人员没有参与。照护人员对失能老人的情况判断分析处于空缺状态,失能等级评估与护理计划完全分开。失能评估等级确定后,评估员却没有对不同的失能等级提出照护注意事项,也没有相应的服务要求。养老院无法获得评估报告,就会出现后期制订的护理计划与评估情况不匹配的问题。

(四)青岛

青岛市于2012年起开始实施了长期医疗护理保险制度。目前,青岛市长期护理保险制度现行政策以《青岛市长期护理保险暂行办法》(青政发〔2018〕12 号)为主,辅助以《青岛市长期照护需求等级评估实施办法》(青人社规〔2018〕3 号)、《青岛市长期护理保险暂行办法》(青人社规〔2018〕4号)、《青岛市长期护理保险定点护理服务机构协议管理办法》(青人社规〔2018〕5 号)、《青岛市长期护理保险定点护理服务机构考核办法(试行)》(青人社规〔2018〕12 号)的通知和《青岛市长期护理保险照护需求等级第三方评估工作监督管理办法(试行)》(青人社办字〔2018〕150 号)等配套文件,另有《关于将重度失智老人纳入长期护理保险保障范围并实行"失智专区"管理的试点意见》(青人社发〔2016〕27 号)和《关于长期医疗护理保险医疗护理服务实行标准化管理的通知》(青人社办字〔2016〕81 号)等专项文件。

青岛市长期医疗护理保险在参保资格上还采取"跟随医疗保险"原则,将参加医疗保险的参保人纳入了参保范围。在受益对象上,青岛市长期医疗护理保险采取了普遍性原则,即所有参保人因年老、疾病、伤残等原因导致人身某些功能全部或部分丧失、长年卧床、生活无法自理时均可以申请享受长期医疗护理保险待遇。参保人护理保险的待遇则以长期照护需求等级评估为准。

青岛市针对失能和失智两类不同状态,建立两套评估体系。

一方面,因年老、疾病、伤残等原因长期卧床、生活不能自理,已达或预期达 6 个月以上的失能人员,按照《青岛市长期照护需求等级评估实施办法》(青人社规〔2018〕3 号)的规定实施评估。评估等级具体分为 0 级、一级、二级、三级、四级、五级等 6 个级别,0 级为能力完好,一级对应轻度失能,二级、三级对应中度失能,四级、五级对应重度失能。其中,评估等级为三、四、五级的,可按规定享受护理保险待遇。待失能等级确定后,根据不同的失能等级,结合职工和城乡居民等条件的不同提供不同的服务形式、服务内容及不同的待遇标准。政府公开招标采购中标的商业保险公司暂作为青岛市护理保险第三方评估机构。

另一方面,患阿尔兹海默症、血管性痴呆等疾病导致生活不能自理的重度失智人员,应按照《关于将重度失智老人纳入长期护理保险保障范围并实行"失智专区"管理的试点意见》(青人社发〔2016〕27号)规定实施评估。申请人为参加青岛市社会医疗保险,年满60周岁的参保职工和一档缴费成年居民,经诊断病情为重度的失智人员。其主要判定条件为MMSE≤9分重度认知功能障碍,依据为《青岛市长期护理保险失智老人失智状况评估量表》(《中文简易智能精神状态检查量表(MMSE)》)。评估工作由社保经办机构确定的失智诊断评估机构作为青岛市护理保险第三方评估机构负责实施。

截至2018年7月,累计近6万失能失智人员享受到护理保障待遇,平均年龄83.1岁,平均护理天数为822天/人。研究者调研时发现,青岛市对于受益对象的失能失智标准的评估体系尚不够严格和精准。2012年和2014年制度均不包括ADL分值为60分的群体,后2018年将其纳入,但新增进入制度前医疗费用等相关要求,也是对失能评估标准的进一步修正和完善。

《青岛长期护理保险蓝皮书2018》也指出,要建立"全人全责"整合式照护模式,保障需求突出"全人"。"全人"主要是从需求侧出发,全面考虑人的需要,以全新的理念,将失能失智人员医疗护理、生活照料等多方面的照护需求作为一个整体,进行统筹设计和制度安排,确保参保人获得的照护服务是整合的,而不是割裂的。在确定保障内容时,坚持以整合式照护服务为核心,在原来医疗护理保障基础上,将生活照料、康复训练(功能维护)、精神慰藉等多层面内容纳入护理保障范围。重点保障完全失能人员和重度失智人员。与医保进行有序衔接,同时注意厘清边界。这里的"医疗"不是传统意义上以治愈、抢救为目的的"医疗",而是对疾病已不可逆人员给予的一种维持性医疗照顾;这里的"康复训练(功能维护)"主要是对长期卧床人员进行的按摩、康复,与传统意义上的康复训练也不同。

五、讨论和小结

结合上一章对各国长期照护保障对象认定、需求评估方式的经验总结,以及本章对国内长期照护保险试点地区评估方案的梳理与分析,本节尝试凝练几点关于中国长期照护保险评估制度建设与改革的思考。

(一)长期照护需求评估的短、中、长期规划

结合当前中国长期照护体系的发展状况,本研究认为,在短期之内(2018—2020 年),长期照护需求评估的重点是解决长期照护保障对象的认定标准问题。一方面,通过政、产、研的合作,设计一套涵盖失能、失智评估的综合性长期照护保障对象认定标准,并明确基本受益对象范围;另一方面,允许各地区结合试点经验与当地社会经济状况,适当调整受益对象的准入门槛。从中期来看(2021—2025 年),需要着力解决长期照护需求评估标准问题,并结合长期照护服务供给体系的发展,实现精准化需求评估与服务供给的良好衔接。具体而言,需要细化长期照护需求评估指标体系,兼顾各地区服务可及性的差异,以动态需求评估为基础制定照护方案,提高照护质量。从长期来看(2026 年及以后),实现长期照护对象认定和需求评估标准的全国统一,推进长期照护资源的均衡配置。同时,在不损害长期照护保险可持续性的前提下,适时提高保障受益范围与保障水平。

(二)发展独立的长期照护需求评估体系,确保评估的客观与公平

为了确保评估的客观性、公平性,需要建设独立的长期照护保障对象认定与需求评估体系。一方面,政府部门需制定明确的独立评估制度,以统一的评估标准为基础,规范管理评估机构、评估人员的行为,完善评估监督体系。另一方面,随着长期照护需求的持续增长,以及人们对长期照护保险接受度的提高,我们亟须培育独立的评估机构,并扩大专业的评估人员队伍,以应对激增的长期照护需求评估工作量。在评估人才培养方面,

我们尤其需要通过职业培训等，提高能够有效处理评估个案、连接照护资源的个案管理者队伍的规范化、专业化和职业化水平。

（三）制定动态长期照护需求评估方案，提高服务供给的效率

长期照护保障制度的目的在于保障人民的长期照护权利，并减轻个体、家庭及社会的照护压力。所以，在长期照护需求评估过程中，我们既需要保障每个个体公平地获得长期照护支持的权利，也要尽力提高长期照护服务资源分配的效率。结合长期照护需求评估标准的设计，我们可采取分步、动态评估方案。第一，以长期照护保障对象认定标准为基础，筛选保障申请人。第二，对保险受益人进行综合性长期照护需求评估，并为其精准化匹配照护服务与支持，提高服务供给的有效性。第三，对保险受益人进行定期的需求评估，跟进其需求状态的变化，并及时调整服务供给，以实现对服务质量的有效监督。

（四）建立长期照护需求评估动态监测机制，保障制度的可持续性

从制度的可持续性角度看，该制度建设与发展的长期目标是控制长期照护服务支出的快速增长。而随着人口老龄化程度的加深，长期照护需求的增长不可避免，人们对充足服务供给和良好服务质量的期待也在不断提高。在此过程中，适时调整评估方案，实现受益范围扩大、保障水平提高与制度可持续性的平衡，需要以科学、理性而系统的分析为基础。建立全国长期照护需求评估数据的动态监测机制，能够有效收集和整合各地区的长期照护服务需求与供给信息，并通过深度的数据分析，实现对评估受益人群规模变动的有效追踪与预测。研究者将需求评估数据与区域经济发展状况、服务供给情况、保险筹资规模等相结合，通过仿真等分析服务供给的有效性、保险筹资的可持续性等，也能够为政策制定与调整提供可靠依据。

实证篇

第 六 章

个体功能维度的长期照护
需求评估指标筛选

一、研究目的

本章研究将以前文建立的长期照护需求评估分析框架(详见图 3 – 3)为基础,利用中国老年人健康影响因素跟踪调查数据(以下简称 CLHLS),筛选能够有效评估老年人长期照护需求的个体功能维度指标。

二、研究方法

(一)数据介绍

本章采用 CLHLS 2002—2014 年调查数据。该调查项目最初于 1998年在中国 22 个省、自治区、直辖市(辽宁、吉林、黑龙江、河北、北京、天津、山西、陕西、上海、江苏、浙江、安徽、福建、江西、山东、河南、湖北、湖南、广东、广西、四川、重庆)进行,通过多阶段不等比例目标随机抽样方法选择调查样本。从 2002 年开始,该项目将调查范围由 80 岁及以上高龄老年人扩展至 65 岁及以上老年人,新增样本的抽样方法与前期保持一致。本章即采用2002年开始,至2014年结束的五期跟踪调查数据(2002年、2005年、2008年、2011年、2014年五期调查数据)。

该项调查中关于影响老年人健康的诸多因素涵盖了老年人的个体信息、主观生活满意度、生活方式、日常生活自理能力、认知功能、心理特征、患病状况、社会和家庭支持等内容,能够基本满足本章的讨论需要。同时,该项调查针对两次调查期间过世的老人,开展死亡回顾调查,由过世老年人的家属接受完成访问。死亡回顾调查的内容包含已死亡被访老人的死亡年月、死因、死亡前健康状况、医疗和照料成本、生活质量与照护依赖时长等信息。

依据CLHLS数据集,2002年参与调查的65岁及以上老年人口有16 064人。在2005年追踪调查中,有8 175人参加了追踪调查,5 874人的近亲属参加了2005年死亡回顾调查,2 015人失访。在2008年的追踪调查中,4 191人被成功追访,2 520人的近亲属参加了2008年死亡回顾调查,1 464人失访。在2011年的追踪调查中,2 513人被成功追访,1 184人的近亲属参加了2011年死亡回顾调查,494人失访。在2014年的追踪调查中,1 681人被成功追访,717人的近亲属参加了2014年死亡回顾调查,116人失访。

在横截面分析过程中,我们主要采用跟踪调查与死亡回顾调查合并而形成的2002年、2005年、2008年、2011年横截面调查数据,剔除失访的4 089个样本、2014年调查时仍存活的1 681个样本以及存在缺失值的638个样本后,纳入分析的样本量为10 926人。在纵向分析过程中,我们采用2002—2014年五期面板数据,剔除存在缺失值的3 508个样本后,纳入分析了12 556个追踪样本。使用的分析工具为Stata 14.1(StataCorp LP, College Station, TX)。

(二)变量选择

前文已指出,本节研究将主要分析影响老年人多层次长期照护需求的因素,并以此为依据筛选老年人长期照护需求评估指标。所以,在因变量选择方面,参考长期照护需求多层次理论假设,老年人临终前完全依赖他人照护时长,在很大程度上就是老人从失能至死亡过程中依赖他人照护的时长,能反映老年人长期照护基础层需求的产生与持续的客观时长。通过对死亡老年人家庭进行回顾性访问,这部分的数据较为完整、可靠地反映了老年人依赖长期照护支持的核心阶段时长(Geroge,2002;顾大南,曾毅,2004;张文娟等,2006;蒋承等,2009)。虽然老年人的长期照护依赖程度会因为失能的发生、维持、恢复和加速发展等一系列变化而变化,也不是所有老年人临终前照护依赖的阶段都等于其生命历程中所有依赖长期照护支持的阶段,但这已经是我们可获得数据中最有代表性的一项数据了。这也是老年人长期照护依赖过程中成本最高的一个阶段(Lubitz and Prihoda,1984;Miller,2001;Lee and Miller,2010)。长期照护需求层次假设也指出,提高生活质量是目标层的老年人长期照护需求,主观生活满意度在一定程度上能够反映老年人的生活质量,这在很大程度上反映了老年人高层次的长期照护需求。

综上所述,本章研究选择两个核心因变量,一是老年人临终前完全依赖他人照护的时长(以下简称"照护依赖时长"),二是老年人的主观生活满意度。这两个变量能够分别反映老年人基础层和目标层的长期照护需求。我们将这两个因变量视为筛选老年人长期照护需求评估指标的核心变量,能够与两个因变量显著相关的自变量将被考虑纳入评估指标体系。具体变量定义与编码见表6-1。

本章研究主要目的在于,分析个体功能维度的指标对老年人长期照护需求的评估效力。所以,在自变量选择方面,选取了涉及老年人内在能力和功能发挥的一系列指标,具体包括个体能力维度的日常生活自理能力(Katz指数)、工具性日常生活自理能力(Lawton IADL指数)、认知功能(MMSE得分)和躯体功能指标,以及心理健康、患病状况和社会参与维度的一系列指标。其中,躯体功能包括个体的听力、视力和两项身体活动能力三级指标;心理健康包括孤独感、安全感和自主性三个三级指标;患病状况则包括九项老年人常见慢性病的诊断情况;社会参与涉及老年人参与有组织的社会活动,以及日常的娱乐活动两方面。具体变量定义和编码见表6 – 2、表6 – 3。

前文已指出,个体的人口特征、社会经济状况及家庭状况是影响其长期照护需求的重要因素。为了控制这些因素对老年人长期照护需求的影响,我们将这些因素作为控制变量纳入分析模型。具体变量定义和编码见表6 – 4。

表6 – 1　因变量编码

来源	变量	具体问题	编码
2002—2014 年跟踪调查问卷	主观生活满意度	您觉得您现在的生活怎么样?	1 = 很好 2 = 好 3 = 一般 4 = 不好 5 = 很不好
2005—2014 年死亡调查问卷	照护依赖时长	老年人临终前完全依赖他人提供照料的时长	持续天数

表6 – 2　个体能力维度自变量编码

变量	具体问题	编码
日常生活自理能力(ADL)	您洗澡时是否需要他人帮助(包括擦洗上身或下身)?穿衣时是否需要他人帮助(包括找衣和穿衣)?上厕所大小便时是否需要他人帮助(包括便后洗手、解衣穿衣,包括在房间中用马桶大小便)?在室内活动时您是否需要他人帮助(包括上下床、坐到椅子或凳子上或从椅子或凳子上站起来)?是否能控制大小便?吃饭时是否需要他人帮助?(吃饭无须帮助是指吃饭时不需他人帮助,自己能独立进餐)	0 = 无须任何帮助 1 = 需要帮助 共计0 ~ 6 分

续表

变量	具体问题	编码
工具性日常生活自理能力(IADL)	您能否独自到邻居家串门？独自外出买东西？是否能独自做饭？是否能独自洗衣服？能否连续走2里路？能否提起大约10斤重的东西？能否连续蹲下站起二次？能否独自乘坐公共交通工具出行？	0 = 能 1 = 有一定困难或者不能 共计0~8分
认知功能	中文版简易精神状态检查表(24个条目,涉及一般能力,记忆力,计算力和注意力,反应能力,语言、理解和自我协调能力和结构)	0 = 无认知障碍(总得分≥24) 1 = 存在认知障碍(总得分<24)
躯体功能	被访者不能或部分能够接受体检/访问调查的原因？	0 = 无听力障碍 1 = 存在听力障碍,但能听见
	被访者不能或部分能够接受体检/访问的原因？	0 = 无视力障碍 1 = 存在视力障碍,但能看见
	被访老人能从椅子上站起来吗？	0 = 能,包括需搀扶或倚靠任何物体 1 = 不能
	被访老人能捡起来地上的书吗？	0 = 能站着或坐着捡起 1 = 不能

表6-3 心理健康、患病状况和社会参与维度自变量编码

维度	变量	具体问题	编码
心理健康	孤独感	您是不是经常觉得孤独？	1 = 从不 2 = 很少 3 = 有时 4 = 经常 5 = 总是
	安全感	您是不是经常感到紧张、害怕？	1 = 从不 2 = 很少 3 = 有时 4 = 经常 5 = 总是

续表

维度	变量	具体问题	编码
心理健康	自主能力	您自己的事情是不是自己说了算?	1 = 总是 2 = 经常 3 = 有时 4 = 很少 5 = 从不
患病情况	患病数量	经医生确诊的疾病:01 高血压,02 糖尿病,03 心脏病,04 中风及脑血管疾病,05 支气管炎、肺炎、哮喘、肺气肿,06 癌症,07 帕金森病,08 褥疮,09 痴呆	0 ~ 9
社会参与	组织参与	参加社会活动(有组织的活动)	0 = 从不参加 1 = 参加
	娱乐参与	打牌或打麻将等	0 = 从不参加 1 = 参加

表 6 – 4　控制变量编码

维度	变量	具体问题	编码
人口学特征	性别	性别	0 = 男 1 = 女
	年龄	请问您现在多大年龄了?	_____周岁
	城乡	被访老人现居住地	0 = 城镇 1 = 乡村
	婚姻状况	您现在的婚姻状况是……	0 = 无配偶(离婚、丧偶和从未结过婚) 1 = 有配偶
	居住方式	您现在与谁住在一起?	1 = 与家人同住 2 = 独居 3 = 养老院
社会经济状况	受教育程度	您一共上过几年学?	_____年(未念过书:0 年)
	收入	您全家去年全年人均收入是多少?(按去年的人口计算)	_____元
	比较经济水平	您的生活在当地比较起来属于……	1 = 很富裕 2 = 比较富裕 3 = 一般 4 = 比较困难 5 = 很困难

（三）分析方法

本章使用的统计工具是 Stata14.1,使用统计方法包括描述统计分析、Tobit 回归分析、随机效应 Ordinal Logistic 回归分析和内部一致性分析。

1. 描述性分析

为了了解中国老年人的长期照护需求特征,本章利用描述性分析方法及卡方检验,对老年人的照护依赖时长以及主观生活满意度进行描述,并分析不同性别、年龄组、城乡与居住方式的老年人在照护依赖时长以及主观生活满意度上存在的差异(详见表 6 - 5 和表 6 - 6)。

2. 基于横截面数据的逐步 Tobit 回归

本章以"老年人临终前完全依赖照护的时长"作为因变量,通过讨论各因素与老年人照护依赖时长的相关关系,筛选出因变量显著相关评估指标,纳入评估指标体系。由于因变量"老年人照护依赖时长"虽然在正值上大致呈连续分布,但存在大量样本取值为 0(临终前没有完全依赖他人照顾),且分布呈右偏态。考虑到因变量分布的特征以及因变量取值的意义,选择多元线性回归模型进行估计可能导致出现参数估计的偏差(Greene,1997)。我们尝试了通过变量平方根转换、对数转换、取倒数转换等方式处理因变量因极值存在而呈偏态分布的情况。相对而言,平方根转换能够在一定程度上改善变量的非正态性,但仍无法有效解决大量取值为 0 的样本偏态。所以,在对因变量进行平方根转换的基础上,我们继续建立截面 Tobit 回归模型,利用最大似然值方法进行参数估计。相较于一般的线性回归模型与 logistic 回归模型,Tobit 回归模型能够很好地适应被解释变量存在上限、下限或极值的问题(Tobin,1958;周华林,李雪松,2012)。

本章将以嵌套模型的形式,将上文总结的控制变量、个体能力变量、心理健康变量、患病状况变量及社会参与变量逐步纳入回归模型,以呈现解释变量对模型适应性的改善过程。具体模型一至七的回归系数与显著性结果详见表 6 - 13,回归模型二至七的边际效应结果详见表 6 - 14。

由于各因素可能存在多重共线性,我们还需要通过有效的检验方法进行验证和解决。已知的常用方法包括简单相关系数矩阵法、利用变量显著性与方程显著性的综合判断、增加或减少解释变量等。本章将采取逐步回归分析法。此方法不仅可以对多重共线性进行检验,同时也是处理多重共线性问题的一种有效方法。逐步回归分析法包括逐步加入和逐步删除两种方式。本章将采取逐步删除的方法,最终保留能够显著提高回归方程拟合优度,且保持回归方程中的其他参数统计值仍然显著的解释变量(详见表6-15)。

另外,由于中国城乡二元结构的深远影响,以及城乡老龄化程度倒置的现象,我们在开展评估指标筛选过程中需要深入分析城乡差异,并检验评估指标在城市、农村地区之间的稳健性。基于此,本章分城乡构建个体功能维度评估指标的 Tobit 分析模型,以检验评估指标在城乡区域之间的差异(详见表6-16)。

性别是影响老年人健康、参与保障的重要因素。检验评估指标在男性、女性群体之间的差异,同样有助于修正评估指标的筛选。所以,本章进一步分性别构建个体功能维度评估指标的 Tobit 分析模型,以检验其评估指标在不同性别群体之间的差异(详见表6-17)。

3. 基于面板数据的随机效应模型

为了进一步分析个体功能维度评估指标对目标层长期照护需求的影响,我们进一步分析评估指标对老年人主观生活满意度的影响。基于2002—2014 年的面板数据,我们可以通过建立随机效应模型来进行分析。同样以嵌套模型的形式,本部分将上文总结的控制变量、个体能力变量、心理健康变量、患病状况变量及社会参与变量逐步纳入回归模型,以呈现不同解释变量对模型适应性的改善过程(详见表6-18),并分城乡、性别对评估指标的稳定性进行检验(详见表6-20、表6-21)。

由于主观生活满意度是一个定序变量,为检验随机效应模型的稳健性,本章还建立了多元序次 Logistic 回归的嵌套模型,以检验模型结果的稳健程度(详见表 6-19)。

4. 评估指标的内部一致性检验

本章研究选取的自变量中,日常生活自理能力、工具性日常生活自理能力、认知功能及身体活动能力的测量是基于已有成熟量表,而躯体功能、心理健康、社会参与的具体测量指标是研究者基于已有理论、文献基础和当前数据资源选择而得。为了验证这些量表与指标的内部异质性,研究者利用 Cronbach's Alpha 系数进行检验。

三、样本特征与描述

(一)老年人长期照护需求的描述分析

1. 老年人照护依赖时长的描述分析

在 2002—2014 年 CLHLS 死亡回顾调查中,一共有 10 099 条关于老年人临终前完全依赖他人照顾时长的原始信息。总体来看,老年人临终前完全依赖他人照顾的时长在 0~7 300 天之间。其中,有 14.41% 的老年人在去世前并没有完全依赖他人照顾(完全依赖他人照顾的时长为 0 天),53.75% 的老年人在去世前有 1 个月及以内的时间完全依赖他人照顾(完全依赖他人照顾的时长为 1~30 天),19.13% 的老年人在去世前有 1 个月至 6 个月的时间完全依赖他人照顾(完全依赖他人照顾的时长为 31~180 天),还有超过 10% 的老年人在去世前有 6 个月以上的时间完全依赖他人照顾,这其中有 37 位老年人完全依赖他人照顾的时间超过 10 年(完全依赖他人照顾的时长为 3 600~7 300 天)。总体来看,老年人临终前平均有超过 3 个月(105 天)的时间完全依赖他人照护。

基于 2002 年基线调查的年龄组来看,不同年龄组的老年人临终前完全依赖他人照护的时长差异显著($P < 0.000$)。年龄越大的老年人,临终前需要他人照护的比例越高。而且年龄越大,临终前存在 1 个月以内完全依赖

他人照护情况的比例也越高。而90岁及以上高龄老人,临终前存在6个月及以上完全依赖他人照护的情况也相对较高,比例超过12%。

分性别看老年人临终前完全依赖他人照护的时长发现,女性老年人临终前完全依赖他人照护的时长长于男性老年人(女性 = 86.58,男性 = 84.01,P < 0.000)。且女性老年人临终前短期和长期需要他人照护的比例均高于男性老年人,女性老年人临终前存在6个月及以上完全依赖他人照护的比例高达14%。这与女性老年人较长的寿命和较高的失能率密切相关。

分城乡老年人的临终前完全依赖他人照护的时长(P < 0.001)差异显著。其中,城镇老年人临终前需要他人照护的比例较高,尤其是需要他人提供1个月或半年以上照护的比例较高,而农村老年人临终前存在1个月以内他人照护需求的比例较高。

基于2002年基线调查时老年人的居住方式来看,不同居住方式的老年人临终前完全依赖他人照护的时长差异并不显著(P = 0.121)。相对而言,与他人同住的老年人照护依赖时长在6个月以上的比例最高;居住在养老机构的老年人临终前需要照料时长在半年以内的比例高于与他人同住和独居的老年人;独居老年人临终前不需要他人照料的比例相对最高。

表6-5 2002—2014年 CLHLS 调查中老年人照护依赖时长的描述分析(%)

临终前完全依赖他人照顾的时长		不需要	1~30天	31~180天	大于180天	总计	P值
年龄	65~69岁	16.84	52.63	17.89	12.64	100	0.000
	70~74岁	13.33	58.33	19.17	9.17	100	
	75~79岁	16.13	53.85	17.61	12.41	100	
	80~84岁	17.91	49.71	20.35	12.03	100	
	85~89岁	16.31	52.79	20.16	10.74	100	
	90~94岁	14.18	52.49	19.25	14.08	100	
	95~99岁	13.16	54.56	19.75	12.53	100	
	100岁及以上	12.08	55.86	18.06	14.00	100	

续表

临终前完全依赖他人照顾的时长		不需要	1～30 天	31～180 天	大于 180 天	总计	P 值
性别	男性	15.99	56.40	17.41	10.20	100	0.000
	女性	13.42	52.09	20.21	14.28	100	
城乡	城镇	14.93	49.48	21.29	14.30	100	0.001
	乡村	14.08	56.34	17.83	11.75	100	
居住方式	与他人同住	14.32	52.86	19.23	13.59	100	0.121
	独居	14.78	57.51	18.23	9.48	100	
	居住在养老机构	14.33	57.64	20.38	7.65	100	
总体		14.41	53.75	19.13	12.71	100	

2. 老年人的主观生活满意度描述分析

在 2002 年的横截面调查样本中,分别有 12.96%、42.98% 的老年人非常满意和满意当前生活状况,还有 34.97% 的老年人认为当前生活状况一般,另外有 7.58% 和 1.51% 的老年人对当前生活不满意和非常不满意。

表 6－6　2002 年 CLHLS 调查中老年人主观生活满意度的描述分析(％)

分组	主观生活满意度	非常满意	满意	一般	不满意	非常不满意	总计	P 值
年龄	65～69 岁	11.91	37.95	43.77	5.82	0.55	100	
	70～74 岁	10.32	40.48	39.95	7.91	1.34	100	
	75～79 岁	13.36	40.49	37.30	7.54	1.31	100	
	80～84 岁	14.72	40.55	35.74	7.08	1.91	100	0.000
	85～89 岁	14.48	40.69	35.82	7.16	1.85	100	
	90～94 岁	12.32	45.33	32.57	8.02	1.76	100	
	95～99 岁	11.31	50.81	29.66	7.34	0.88	100	
	100 岁及以上	11.92	47.88	29.91	8.94	1.35	100	
性别	男性	13.87	41.46	36.96	6.39	1.32	100	0.000
	女性	12.25	44.04	33.64	8.42	1.65	100	

续表

分组	主观生活满意度	非常满意	满意	一般	不满意	非常不满意	总计	P 值
城乡	城市	17.03	42.94	32.31	6.34	1.38	100	0.000
	农村	10.32	42.98	36.74	8.37	1.59	100	
居住方式	与他人同住	13.83	44.53	33.64	6.72	1.28	100	
	独居	8.20	32.02	43.77	13.30	2.71	100	0.000
	居住在养老机构	14.18	53.85	27.64	3.12	1.21	100	
总体		12.96	42.98	34.97	7.58	1.51	100	

年龄与老年人的主观生活满意度呈 U 形关系。基于 2002 年基线调查的分年龄组情况来看,75 岁及以上老年人和 90 岁及以下老年人的主观生活满意程度相对较高,而 90~94 岁及 100 岁以上老年人对当前生活状况感到不满意或非常不满意的比例较高。这种差异的显著性通过卡方检验($P < 0.000$)。

男性、女性老年人的主观生活满意度存在显著性差异($P < 0.000$)。其中,女性老年人表达出对当前生活状况不满意或非常不满意的比例明显较高。尽管有相对高一些比例的女性老年人对当前生活状况表示满意,但总体而言男性老年人对当前生活满意程度较高。

城乡老年人的主观生活满意度差异也非常显著($P < 0.000$)。城市老年人的主观生活满意度明显高于农村老年人,有近两成的城市老年人表示对当前生活非常满意。

不同居住方式老年人的主观生活满意度差异显著($P < 0.000$)。其中,独居生活老年人的主观生活满意度最低,有 16% 的老年人对当前生活不满意或者非常不满意。居住在养老机构或者与他人同住的老年人生活满意程度较高,且居住在养老机构的老年人满意当前生活状况的比例相对更高,接近 70% 。

(二)纳入 Tobit 回归模型的样本特征

在纳入截面数据 Tobit 回归分析的 10 926 个样本中,老年人平均年龄为88.19岁(65~120岁)。其中,男性老人占比达到44.53%,居住在城镇的老年人占比40.41%,超过七成的老年人丧偶、离婚或者从未结过婚,超过八成的老年人与家人同住,有3.82%的老年人居住在养老机构中。老年人的平均受教育年限是1.76年,人均年收入为3 698.39元,其中,有近两成的老年人认为家庭经济状况比较或很富裕(见表6-7)。

在个体能力方面,有71.64%的老年人在追踪调查时的日常生活自理能力完好,有17.48%的老年人存在一至两项日常生活自理能力障碍,有5.94%的老年人存在三至四项日常生活自理能力障碍,有4.94%的老年人存在五至六项日常生活自理能力障碍。工具性日常生活自理能力完好的老年人不到三成,有23.11%的老年人存在一至三项工具性日常生活自理能力障碍,有20.77%的老年人存在四至六项工具性日常生活自理能力障碍,有30.39%的老年人存在七至八项工具性日常生活自理能力障碍。另外,有60.02%的老年人简易精神量表得分高于或等于24分,剩下约四成的老年人则存在一定程度的认知障碍,仅有1.4%的老年人经医生确诊患有老年痴呆症。

对老年人日常生活自理能力、工具性日常生活自理能力和认知功能三个指标进行两两交叉分类分析发现,有25.30%的老年人日常生活自理能力和工具性日常生活自理能力完好,有46.34%的老年人日常生活自理能力完好但存在一定的工具性日常生活自理能力障碍,有28%的老年人存在一定的日常生活自理能力障碍和工具性日常生活自理能力障碍。将认知功能与日常生活自理能力结合来看,有近五成的老年人认知功能正常且日常生活能力完好,有10.49%的老年人认知功能正常但存在一定的日常生活自理能力障碍,有21.84%的老年人日常生活自理能力完好但存在一定的认知功能障碍,有17.88%的老年人存在认知功能障碍且日常生活自理能力受损。将认知功能与工具性日常生活自理能力结合来看,有近23.09%的老年人认知功能正常且工具性日常生活自理能力完好,有

37.19%的老年人认知功能正常但存在一定的工具性日常生活自理能力障碍,有2.64%的老年人工具性日常生活自理能力完好但存在一定的认知功能障碍,有37.07%的老年人存在认知功能障碍且工具性日常生活自理能力受损。总体而言,在此老年样本中,74.26%的老年人存在工具性日常生活自理能力障碍。其中,包含了19.19%存在认知功能障碍、10.49%存在日常生活自理能力障碍,以及17.88%存在认知功能障碍且存在日常生活自理能力障碍的人群。还有2.64%的老年人存在认知功能障碍,但日常生活自理能力和工具性日常生活自理能力完好。

在躯体功能方面,有9.12%的老年人存在视力障碍,有17.08%的老年人存在听力障碍。在身体活动能力方面,有8.18%的老年人无法自己或者借助扶手之类的帮助从椅子上站起来,有10.51%的老年人无法站着或坐着直接从地上捡起书(见表6-8)。

在心理健康方面,有8.55%的老年人经常或有时感到孤独,有5.2%的老年人因为经常或有时感到紧张、害怕而缺乏安全感,有5.82%的老年人因为从未自己做决定而缺乏自主能力。综合来看,有6.17%的老年人经常感到孤独、缺乏安全感和自主能力。

在患病数量与患病情况方面,老年人的平均确诊的患病数量为0.42(SD=0.73)。高血压是接受调查的老年人中最常见的慢性病,其次是支气管炎、肺炎等呼吸道疾病、心脏病和脑血管疾病。其中,有13.09%的老年人经医生确诊患有高血压,10.73%的老年人患有呼吸道疾病,7.37%的老年人患有心脏病,4.66%的老年人患有脑血管疾病或中风。值得一提的是,还有0.65%的老年人经医生确诊患有老年痴呆症,0.24%的老年人患有帕金森症。

老年人的社会参与程度相对较低,仅有10.97%的老年人参加过有组织的社会活动,另外有15.08%的老年人参加过日常娱乐活动(见表6-9)。

表 6 – 7　纳入 Tobit 回归模型的样本特征变量描述

变量	分类	比例(%)	平均值/方差
年龄			88. 19/10. 50
性别	男	44. 53	
	女	55. 47	
城乡	城镇	40. 41	
	乡村	59. 59	
婚姻状态	无配偶	71. 98	
	有配偶	28. 02	
居住方式	与家人同住	83. 31	
	独居	12. 87	
	居住在养老机构	3. 82	
受教育年限			1. 76/3. 15
收入			3 698. 39/5 422. 91
主观经济状况	很富裕	1. 37	
	比较富裕	16. 31	
	一般	65. 50	
	比较困难	13. 97	
	很困难	2. 86	

表6-8 纳入 Tobit 回归模型的个体能力维度自变量特征描述

变量	分类	比例(%)
日常生活自理能力	功能完好	71.64
	1 项失能	13.37
	2 项失能	4.11
	3 项失能	2.91
	4 项失能	3.03
	5 项失能	3.12
	完全依赖	1.82
工具性日常生活自理能力	功能完好	25.74
	1 项失能	8.31
	2 项失能	7.94
	3 项失能	6.86
	4 项失能	7.06
	5 项失能	6.40
	6 项失能	7.31
	7 项失能	8.73
	完全依赖	21.66
认知功能	存在认知障碍	39.71
	无认知障碍	60.29
身体活动能力	视力障碍	9.12
	听力障碍	17.08
	无法从椅子上站起来	8.18
	无法从地上捡起书	10.51

表6-9　纳入 Tobit 回归模型的心理健康、患病状况和社会参与维度自变量特征描述

维度	变量	分类	比例(%)	平均值/方差
心理健康	孤独感	经常感到孤独	2.26	
		有时感到孤独	6.29	
		偶尔感到孤独	25.78	
		很少感到孤独	30.92	
		从未感到孤独	34.75	
	安全感	经常感到紧张、害怕	1.18	
		有时感到紧张、害怕	4.02	
		偶尔感到紧张、害怕	22.39	
		很少感到紧张、害怕	36.70	
		从未感到紧张、害怕	35.71	
	自主能力	经常自己做决定	31.33	
		有时自己做决定	24.79	
		偶尔自己做决定	24.99	
		很少自己做决定	13.07	
		从未自己做决定	5.82	
患病情况	患病数量			0.42/0.73
社会参与	组织参与	参加	10.97	
		从未参加	89.03	
	娱乐参与	参加	15.08	
		从未参加	84.92	

（三）纳入固定效应回归模型的样本特征

纳入面板数据随机效应分析模型的样本中,我们主要描述2002基线调查时老年人的基本情况。2002年老年样本的平均年龄是84.76岁(65～120岁),男性老人占比达到44.02%,居住在城镇的老年人占比46.52%,64.81%的老年人丧偶、离婚或者从未结过婚。超过八成的老年人与家人

同住,有 3.72% 的老年人居住在养老机构中。老年人的平均受教育年限是 2.13 年,人均年收入 3 397.16 元,有 18.46% 的老年人认为家庭经济状况比较或很富裕(见表 6 – 10)。

在个体能力方面,有 74.90% 的老年人在追踪调查时的日常生活自理能力完好,有 16.40% 的老年人存在一至两项日常生活自理能力障碍,有 5.10% 的老年人存在三至四项日常生活自理能力障碍,有 3.60% 的老年人存在五至六项日常生活自理能力障碍。工具性日常生活自理能力完好的老年人占 36.00%,有 22.88% 的老年人存在一至三项工具性日常生活自理能力障碍,有 17.15% 的老年人存在四至六项工具性日常生活自理能力障碍,有 23.97% 的老年人存在七至八项工具性日常生活自理能力障碍。在认知功能方面,有 60.02% 的老年人简易精神量表得分高于或等于 24 分;剩下约四成的老年人则存在一定程度的认知障碍,其中仅有 1.4% 的老年人经医生确诊患有老年痴呆症。

将日常生活自理能力、工具性日常生活自理能力和认知功能进行两两交叉分类发现,有 63.81% 存在工具性日常生活自理能力障碍,其中有近 13.85% 的老年人还存在认知功能障碍;有 8.85% 老年人存在日常生活自理能力障碍,有 15.36% 的老年人同时存在认知功能障碍与日常生活自理能力障碍,有 2.43% 的老年人存在认知功能障碍,但日常生活自理能力和工具性日常生活自理能力完好。

在视听觉方面,6.73% 的老年人存在视力障碍,13.37% 的老年人存在听力障碍。在身体活动能力方面,6.54% 的老年人无法独立从椅子上站起来,7.75% 的老年人无法站着或者坐着从地上捡起书(见表 6 – 11)。

在心理健康方面,7.49% 的老年人经常或有时感到孤独,4.74% 的老年人因为经常或有时感到紧张、害怕而缺乏安全感,5.09% 的老年人因为从未自己做决定而缺乏自主能力。综合来看,有 8.08% 的老年人经常感到孤独、缺乏安全感和自主能力。

在患病数量与患病情况方面,老年人的平均确诊的患病数量为 0.37
(SD = 0.73)。其中,高血压是接受调查的老年人中最常见的慢性病,有
13.22% 的老人经医生确诊患有高血压。其次,有 9.96% 的老人被确诊患
有支气管炎、肺炎等呼吸道疾病,有 8.14% 的老年人被确诊患有心脏病,还
有 4.43% 的老人被确诊患有脑血管疾病。另外,有 0.5% 的老年人经医生
确诊患有老年痴呆症,0.21% 的老年人患有帕金森症。

老年人的社会参与程度相对较低,仅有 14.37% 的老年人参加过有组
织的社会活动和日常娱乐活动,另外有 16.97% 的老年人参加过日常娱乐
活动(见表 6 – 12)。

表 6 – 10　纳入固定效应回归模型的 2002 年样本特征变量描述

变量	分类	比例(%)	平均值/方差
年龄			84.76/11.67
性别	男	44.02	
	女	55.98	
城乡	城镇	46.52	
	乡村	53.48	
婚姻状态	无配偶	64.81	
	有配偶	35.19	
居住方式	与家人同住	83.18	
	独居	13.10	
	居住在养老机构	3.72	
受教育年数			2.13/3.54
收入			3 397.16/3 559.45
主观经济状况	很富裕	1.55	
	比较富裕	16.91	
	一般	66.90	
	比较困难	12.31	
	很困难	2.32	

表 6-11　纳入固定效应模型的个体能力维度自变量特征描述

变量	分类	比例(%)
日常生活自理能力	功能完好	74.90
	1 项失能	12.72
	2 项失能	3.68
	3 项失能	2.60
	4 项失能	2.50
	5 项失能	2.23
	完全依赖	1.37
工具性日常生活自理能力	功能完好	36.00
	1 项失能	9.01
	2 项失能	7.52
	3 项失能	6.35
	4 项失能	6.11
	5 项失能	5.10
	6 项失能	5.94
	7 项失能	7.29
	完全依赖	16.68
认知功能	存在认知障碍	32.35
	无认知障碍	67.65
身体活动能力	视力障碍	6.73
	听力障碍	13.37
	无法从椅子上站起来	6.54
	无法从地上捡起书	7.75

表 6 – 12 纳入固定效应回归模型的心理健康、患病状况和社会参与维度自变量描述

维度	变量	分类	比例(%)	平均值/方差
心理健康	孤独感	经常感到孤独	1.91	
		有时感到孤独	5.58	
		偶尔感到孤独	24.20	
		很少感到孤独	30.58	
		从未感到孤独	37.73	
	安全感	经常感到紧张、害怕	1.08	
		有时感到紧张、害怕	3.66	
		偶尔感到紧张、害怕	21.59	
		很少感到紧张、害怕	36.28	
		从未感到紧张、害怕	37.38	
	自主能力	经常自己做决定	36.11	
		有时自己做决定	25.36	
		偶尔自己做决定	22.87	
		很少自己做决定	10.57	
		从未自己做决定	5.09	
患病情况	患病数量			0.37/0.73
社会参与	组织参与	参加	14.37	
		从未参加	85.63	
	娱乐参与	参加	16.97	
		从未参加	83.03	

四、回归模型结果

（一）基于照护依赖需求时长的评估指标筛选

基于 2002—2014 年横截面数据的 Tobit 回归结果发现,老年人的日常生活自理能力、工具性日常生活自理能力以及身体活动能力均与其临终前

完全依赖时长显著相关。首先,在控制个体人口学、社会经济地位特征的
情况下,个体的日常生活自理能力障碍与照护依赖时长正相关。在加入认
知功能、心理健康、社会参与、患病状况等因素后,这种正相关关系依然显
著。具体而言,调查时老年人的日常生活自理能力障碍每增加一项,其临
终前完全依赖他人照护的时长即增加 0.42 天(P < 0.001)。老年人的工具
性日常生活自理能力障碍也同样与照护依赖时长正相关。在控制其他解
释变量的情况下,工具性日常生活自理能力障碍每增加一项,老年人照护
依赖时长增加 0.10 天(P < 0.001)。如果老年人不能够自己从椅子上站起
来,那么其照护依赖时长将比能够站起来的老年人多 0.523 天(P < 0.01)。
随着自理能力、认知功能与躯体功能变量的逐步加入,模型的解释力有所
上升。

老年人的心理健康因素如孤独感、自主性也与其临终前完全依赖照护
时长显著相关。越经常感到孤独的老年人,其临终前完全依赖他人照护的
时长越长(P < 0.01)。越缺乏自主性的老年人,其临终前完全依赖他人照
护的时长也越长(P < 0.01)。这种相关关系随着社会参与、慢性病患病状
况的加入更加显著,模型的解释力也随之提升。

对于老年人患病状况的分析,研究者曾尝试加入每一项疾病的患病情
况进行细致分析,发现只有中风、褥疮两类疾病患病情况与其临终前完全
依赖照护时长显著相关。在最终完整模型中,研究者将慢性病患病数量纳
入分析模型,发现患病数量每增加一项,老年人临终前完全依赖时长增加
0.16 天(P < 0.05)。

另外,老年人的社会参与情况与其临终前完全依赖照护时长的相关性
并不显著,只是在加入社会参与变量后模型的解释力有所提升。

表 6 – 13　老年人照护依赖时长影响因素的 Tobit 回归嵌套模型(回归系数)

	模型一	模型二	模型三	模型四	模型五	模型六	模型七
年龄	0.014	-0.057 ***	-0.057 ***	-0.055 ***	-0.057 ***	-0.052 ***	-0.051 ***
	(0.010)	(0.011)	(0.011)	(0.012)	(0.012)	(0.012)	(0.012)
女性	1.663 ***	1.272 ***	1.269 ***	1.267 ***	1.250 ***	1.264 ***	1.277 ***
	(0.210)	(0.208)	(0.209)	(0.209)	(0.211)	(0.211)	(0.212)
乡村	-0.901 ***	-0.682 ***	-0.684 ***	-0.687 ***	-0.711 ***	-0.675 ***	-0.677 ***
	(0.194)	(0.192)	(0.192)	(0.192)	(0.194)	(0.195)	(0.195)
有配偶	-0.057	0.071	0.072	0.061	-0.016	-0.028	-0.013
	(0.248)	(0.244)	(0.244)	(0.244)	(0.248)	(0.248)	(0.249)
居住方式(与他人同住 =0)							
独居	-0.785 **	-0.292	-0.293	-0.314	-0.138	-0.141	-0.133
	(0.286)	(0.283)	(0.283)	(0.283)	(0.290)	(0.289)	(0.289)
住养老机构	-1.500 **	-1.443 **	-1.445 **	-1.474 **	-1.540 **	-1.555 **	-1.573 **
	(0.481)	(0.474)	(0.474)	(0.474)	(0.478)	(0.478)	(0.480)
受教育年数	0.048	0.032	0.033	0.032	0.037	0.033	0.035
	(0.030)	(0.030)	(0.030)	(0.030)	(0.030)	(0.030)	(0.030)
收入	0.231 **	0.197 **	0.198 **	0.194 **	0.177 **	0.162 *	0.163 *
	(0.068)	(0.067)	(0.067)	(0.067)	(0.068)	(0.068)	(0.068)
主观经济状况	0.353 **	0.180	0.178	0.161	0.205	0.198	0.201
	(0.140)	(0.139)	(0.139)	(0.139)	(0.143)	(0.143)	(0.143)
ADL		0.977 ***	0.974 ***	0.841 ***	0.843 ***	0.827 ***	0.825 ***
		(0.076)	(0.077)	(0.088)	(0.090)	(0.090)	(0.090)
IADL		0.221 ***	0.219 ***	0.213 ***	0.209 ***	0.197 ***	0.200 ***
		(0.040)	(0.041)	(0.042)	(0.042)	(0.043)	(0.043)
认知功能			-0.003	-0.006	-0.009	-0.010	-0.011
			(0.016)	(0.017)	(0.018)	(0.018)	(0.018)

续表

	模型一	模型二	模型三	模型四	模型五	模型六	模型七
听力障碍				0.361	0.273	0.271	0.276
				(0.278)	(0.282)	(0.282)	(0.282)
视力障碍				-0.105	-0.042	-0.058	-0.067
				(0.345)	(0.352)	(0.352)	(0.352)
不能从椅子上站起来				0.939*	1.011**	1.021**	1.023**
				(0.381)	(0.387)	(0.387)	(0.387)
不能够捡起地上的书				0.458	0.509	0.493	0.493
				(0.361)	(0.366)	(0.366)	(0.366)
孤独感					0.290**	0.292**	0.288**
					(0.107)	(0.107)	(0.107)
安全感					0.050	0.047	0.049
					(0.114)	(0.114)	(0.114)
自主性					0.146+	0.152+	0.154*
					(0.079)	(0.079)	(0.079)
患病数量						0.318*	0.320*
						(0.129)	(0.129)
组织参与							-0.142
							(0.088)
娱乐参与							0.141
							(0.304)
截距	0.241	5.983***	6.102***	7.232***	6.444***	5.955***	5.864***
	(1.361)	(1.402)	(1.548)	(1.623)	(1.704)	(1.715)	(1.718)
R^2	0.009	0.030	0.030	0.031	0.032	0.032	0.033

注：标准误显示在括号内

*** $p < 0.001$，** $p < 0.01$，* $p < 0.05$，+ $p < 0.1$

表6-14 老年人照护依赖时长影响因素的Tobit回归嵌套模型（边际效应）

	模型二	模型三	模型四	模型五	模型六	模型七
ADL	0.499***	0.498***	0.430***	0.431***	0.423***	0.422***
IADL	0.113***	0.112***	0.109***	0.107***	0.101***	0.102***
认知功能		-0.001	-0.003	-0.005	-0.005	-0.006
听力障碍			0.184	0.139	0.138	0.141
视力障碍			-0.054	-0.022	-0.030	-0.034
不能从椅子上站起来			0.480*	0.517**	0.522**	0.523**
不能够捡起地上的书			0.234	0.261	0.252	0.252
孤独感				0.148**	0.149**	0.148**
安全感				0.026	0.024	0.025
自主性				0.075+	0.078+	0.079*
患病数量					0.163*	0.164*
组织参与						-0.073
娱乐参与						0.072
截距	5.983***	6.102***	7.232***	6.444***	5.955***	5.864***
	(1.402)	(1.548)	(1.623)	(1.704)	(1.715)	(1.718)
R^2	0.030	0.030	0.031	0.032	0.032	0.033

注：标准误显示在括号内

*** $p < 0.001$，** $p < 0.01$，* $p < 0.05$，+ $p < 0.1$

为了进一步检验上述嵌套模型的稳健性，研究者采用逐步Tobit回归方式，验证以上发现。将全部解释变量纳入回归模型，并依据向前法进行逐步回归，Tobit模型逐步剔除婚姻状况、视力、安全感、组织参与、与家人同住、认知功能、听力、受教育程度、娱乐参与、主观经济状况、捡起地上的书一系列变量，结果显示，老年人存在较高日常生活自理能力障碍或工具性日常生活自理能力障碍、存在身体活动功能障碍、经常感到孤独、患有更多疾病，其照护依赖时长会更长（$p < 0.05$）。

表 6 –15　老年人照护依赖时长影响因素的逐步 Tobit 回归模型(回归系数)

	模型一
	临终前完全依赖时长
年龄	– 0. 054 ***
	(0. 010)
女性	1. 209 ***
	(0. 19)
乡村	– 0. 700 ***
	(0. 193)
居住方式(与家人同住 = 0)	
住养老机构	– 1. 513 ***
	(0. 471)
收入	0. 150 **
	(0. 0646)
ADL	0. 874 ***
	(0. 0844)
IADL	0. 210 ***
	(0. 0409)
不能从椅子上站起来	– 1. 177 **
	(0. 375)
孤独感	0. 257 **
	(0. 090)
自主性	0. 162 *
	(0. 0774)
患病数量	0. 330 *
	(0. 129)
截距	6. 503 ***
	(1. 247)
R^2	0. 031

注: 标准误显示在括号内

*** p < 0. 001 , ** p < 0. 01 , * p < 0. 05

　　为了检验筛选出的评估指标在城乡地区之间的稳健程度,本章分城乡进行 Tobit 回归模型分析(结果详见表 6 – 16)。回归结果与前文分析结果基本保持一致,但心理健康、社会参与维度的二级指标在城乡之间表现出不同的显著性。

表 6 – 16　城乡老年人照护依赖时长影响因素的 Tobit 回归模型(回归系数)

	模型一 城市	模型二 农村
ADL	1. 142 ***	0. 511 ***
	(0. 149)	(0. 111)
IADL	0. 166 **	0. 236 ***
	(0. 074)	(0. 052)
认知功能	0. 004	– 0. 018
	(0. 021)	(0. 031)
不能从椅子上站起来	1. 550 **	0. 577
	(0. 459)	(0. 672)
不能够捡起地上的书	0. 617	0. 363
	(0. 456)	(0. 599)
孤独感	– 0. 563 ***	– 0. 053
	(0. 128)	(0. 184)
安全感	0. 261	– 0. 120
	(0. 137)	(0. 195)
自主性	0. 230 *	0. 085
	(0. 095)	(0. 133)
患病数量	0. 108	0. 467 ***
	(0. 170)	(0. 199)
组织参与	– 0. 092	– 0. 206 *
	(0. 138)	(0. 112)

续表

	模型一 城市	模型二 农村
娱乐参与	-0.022	0.325*
	(0.177)	(0.187)
截距	0.701	4.491**
	(2.128)	(3.046)

注：标准误显示在括号内

*** p<0.001，** p<0.01，* p<0.05

为了检验筛选出的评估指标在不同性别人群之中的稳健程度，本章分性别进行 Tobit 回归模型分析（结果详见表 6-17）。回归结果与前文结果基本保持一致，但心理健康、社会参与维度的二级指标在不同性别群体中的显著性有所不同。

表 6-17 分性别老年人照护依赖时长影响因素的 Tobit 回归模型（回归系数）

	模型一 男性	模型二 女性
ADL	0.844***	0.815***
	(0.143)	(0.117)
IADL	0.244***	0.173***
	(0.059)	(0.063)
认知功能	0.041	-0.041*
	(0.027)	(0.024)
不能从椅子上站起来	0.880	1.049**
	(0.574)	(0.523)
不能够捡起地上的书	0.120	0.692
	(0.571)	(0.481)
孤独感	-0.427***	-0.191
	(0.149)	(0.152)

	模型一 男性	模型二 女性
安全感	0.151	− 0.033
	(0.162)	(0.159)
自主性	0.088	0.196*
	(0.109)	(0.112)
患病数量	0.174	0.464**
	(0.163)	(0.199)
组织参与	− 0.243**	0.069
	(0.102)	(0.150)
娱乐参与	0.148	0.213
	(0.143)	(0.231)
截距	5.915**	6.024**
	(2.393)	(2.604)

注：标准误显示在括号内

*** p < 0.001，** p < 0.01，* p < 0.05

（二）基于主观生活满意度的评估指标筛选

基于 2002—2014 年纵向调查数据的随机效应序次 logistic 回归模型结果显示，在控制老年人的人口学、社会经济地位特征的情况下，老年人的日常生活自理能力与工具性日常生活自理能力能够显著影响老年人的主观生活满意度，其基本与工具性日常生活自理能力障碍每增加一项，老年人对当前生活不满意的程度也会相应提高（B = 0.079，B = 0.071，p < 0.000）。但在加入认知功能变量后，基本日常生活自理能力的预测力削弱（p >0.01），工具性日常生活自理能力对老年人生活满意度保持显著的影响（p < 0.000）。在加入身体活动能力、心理健康、患病状况与社会参与因素后，自理能力变量的影响均不显著。

老年人的认知功能对其主观生活满意度的影响非常显著。在控制所有解释变量的情况下,认知功能得分越高,老年人对当前生活不满意的可能性也越小(B = -0.032,p < 0.000)。

老年人视力、听力与其主观生活满意度的相关性并不显著。身体活动功能可以显著预测老年人的主观生活满意度,在控制所有解释变量的情况下,老年人如果不能够坐着或站着捡起地上的书,那么其主观生活满意程度更低的可能性则会增加(B = 0.308,p < 0.000)。

老年人心理健康与其主观生活满意度的相关关系高度显著。老年人的孤独感与其生活满意度的负相关关系在加入所有解释变量后依然显著(B = 0.379,p < 0.000)。越没有安全感和自主性的老年人,生活满意度也越低。

老年人的社会参与因素也能够显著预测老年人的主观生活满意度。不经常参与有组织社会活动和无组织娱乐活动的老年人,其生活满意度程度较低的可能性分别会增加0.036(p < 0.05)和0.195(p < 0.001)(详见表6 - 18)。

表6 - 18 老年人主观生活满意度预测因素的
随机效应序次 Logistic 回归嵌套模型(回归系数)

	模型一	模型二	模型三	模型四	模型五	模型六	模型七
年龄	-0.007***	-0.022***	-0.027***	-0.027***	-0.024***	-0.023***	-0.023***
	(0.002)	(0.003)	(0.004)	(0.004)	(0.004)	(0.004)	(0.004)
女性	-0.088**	-0.151***	-0.183***	-0.183***	-0.244***	-0.245***	-0.250***
	(0.044)	(0.049)	(0.050)	(0.050)	(0.055)	(0.055)	(0.054)
乡村	0.181***	0.214***	0.195***	0.197***	0.104**	0.115**	0.079*
	(0.044)	(0.049)	(0.048)	(0.048)	(0.047)	(0.047)	(0.046)
有配偶	0.049	0.085	0.092*	0.091*	0.239***	0.233***	0.241***
	(0.050)	(0.053)	(0.053)	(0.053)	(0.061)	(0.061)	(0.060)

续表

	模型一	模型二	模型三	模型四	模型五	模型六	模型七
居住方式（与家人同住 =0）							
独居	0.552***	0.672***	0.672***	0.670***	0.605***	0.599***	0.591***
	(0.075)	(0.092)	(0.092)	(0.091)	(0.092)	(0.092)	(0.089)
住养老机构	−0.741***	−0.790***	−0.796***	−0.802***	−0.762***	−0.771***	−0.699***
	(0.127)	(0.142)	(0.142)	(0.142)	(0.147)	(0.148)	(0.141)
受教育年限	−0.024***	−0.026***	−0.020***	−0.020***	−0.012*	−0.013*	−0.006
	(0.006)	(0.007)	(0.006)	(0.006)	(0.006)	(0.007)	(0.006)
收入	−0.183***	−0.192***	−0.183***	−0.183***	−0.199***	−0.205***	−0.195***
	(0.020)	(0.024)	(0.023)	(0.023)	(0.026)	(0.026)	(0.025)
主观经济状况	1.874***	1.961***	1.938***	1.938***	1.913***	1.913***	1.861***
	(0.156)	(0.195)	(0.191)	(0.192)	(0.201)	(0.202)	(0.188)
ADL		0.079***	0.041*	0.006	−0.002	−0.006	−0.006
		(0.022)	(0.021)	(0.024)	(0.025)	(0.025)	(0.025)
IADL		0.071***	0.049***	0.046***	0.013	0.009	−0.002
		(0.012)	(0.011)	(0.011)	(0.011)	(0.011)	(0.011)
认知功能			−0.038***	−0.037***	−0.032***	−0.033***	−0.032***
			(0.006)	(0.006)	(0.006)	(0.006)	(0.006)
听力障碍				0.023	0.049	0.046	0.046
				(0.073)	(0.077)	(0.077)	(0.076)
视力障碍				−0.026	0.026	0.022	0.020
				(0.089)	(0.094)	(0.094)	(0.092)
不能从椅子上站起来				0.062	0.060	0.064	0.066
				(0.098)	(0.103)	(0.103)	(0.101)
不能够捡起地上的书				0.296***	0.317***	0.311***	0.308***
				(0.100)	(0.106)	(0.106)	(0.104)

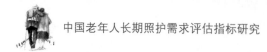

续表

	模型一	模型二	模型三	模型四	模型五	模型六	模型七
孤独感					0.387***	0.387***	0.379***
					(0.049)	(0.049)	(0.046)
安全感					0.217***	0.215***	0.212***
					(0.035)	(0.035)	(0.034)
自主性					0.180***	0.182***	0.173***
					(0.027)	(0.027)	(0.026)
患病数量						0.084***	0.084***
						(0.030)	(0.030)
组织参与							0.036*
							(0.019)
娱乐参与							0.195***
							(0.032)
截距一	0.671**	−0.364	−1.846***	−1.447***	−0.038	0.027	0.997**
	(0.285)	(0.318)	(0.403)	(0.416)	(0.407)	(0.408)	(0.428)
截距二	4.448***	3.659***	2.174***	2.579***	4.185***	4.256***	5.160***
	(0.470)	(0.483)	(0.414)	(0.463)	(0.602)	(0.609)	(0.670)
截距三	8.274***	7.729***	6.243***	6.656***	8.491***	8.568***	9.398***
	(0.750)	(0.837)	(0.714)	(0.767)	(0.986)	(0.997)	(1.040)
截距四	11.295***	10.915***	9.431***	9.851***	11.843***	11.925***	12.700***
	(0.951)	(1.099)	(0.963)	(1.015)	(1.279)	(1.292)	(1.315)
sigma2_u:_cons	3.581***	4.413***	4.372***	4.391***	4.863***	4.880***	4.599***
	(1.121)	(1.519)	(1.497)	(1.504)	(1.699)	(1.708)	(1.575)
LL	−30363.716	−30144.409	−30033.576	−29949.321	−28114.442	−23531.486	−23492.348

注：标准误显示在括号内

***$p < 0.001$，**$p < 0.01$，*$p < 0.05$

为了检验随机效应模型的稳健性，本章对以上样本进行序次 Logistic

回归(结果详见表6-19),回归结果与上述模型结果保持基本一致。基本和工具性日常生活自理能力障碍项目数越高、认知功能得分越低、心理健康状况越差、患病数量越多、社会参与程度越低的老年人,主观生活满意度越低的可能性则更高。

表6-19　老年人主观生活满意度解释因素的

序次 Logistic 回归嵌套模型(回归系数)

	模型一	模型二	模型三	模型四	模型五	模型六	模型七
年龄	-0.005***	-0.014***	-0.017***	-0.017***	-0.015***	-0.015***	-0.015***
	(0.001)	(0.002)	(0.002)	(0.002)	(0.002)	(0.002)	(0.002)
女性	-0.067**	-0.102***	-0.122***	-0.122***	-0.154***	-0.155***	-0.161***
	(0.029)	(0.029)	(0.030)	(0.030)	(0.030)	(0.030)	(0.030)
乡村	0.114***	0.126***	0.115***	0.116***	0.058**	0.065**	0.042
	(0.027)	(0.027)	(0.027)	(0.027)	(0.028)	(0.028)	(0.028)
有配偶	0.043	0.064*	0.069**	0.068**	0.152***	0.148***	0.156***
	(0.033)	(0.033)	(0.033)	(0.033)	(0.034)	(0.034)	(0.034)
居住方式(与家人同住=0)							
独居	0.380***	0.434***	0.435***	0.433***	0.377***	0.373***	0.375***
	(0.040)	(0.040)	(0.040)	(0.040)	(0.041)	(0.041)	(0.041)
住养老机构	-0.518***	-0.521***	-0.526***	-0.529***	-0.489***	-0.494***	-0.458***
	(0.076)	(0.076)	(0.076)	(0.076)	(0.077)	(0.077)	(0.077)
受教育年限	-0.016***	-0.016***	-0.013***	-0.013***	-0.007*	-0.008*	-0.004
	(0.004)	(0.004)	(0.004)	(0.004)	(0.004)	(0.004)	(0.004)
收入	-0.121***	-0.120***	-0.115***	-0.115***	-0.122***	-0.125***	-0.122***
	(0.009)	(0.009)	(0.009)	(0.009)	(0.009)	(0.009)	(0.009)
主观经济水平	1.275***	1.261***	1.250***	1.249***	1.198***	1.196***	1.184***
	(0.022)	(0.023)	(0.023)	(0.023)	(0.023)	(0.023)	(0.023)

续表

	模型一	模型二	模型三	模型四	模型五	模型六	模型七
ADL		0.045***	0.022*	0.001	−0.004	−0.007	−0.007
		(0.013)	(0.013)	(0.015)	(0.015)	(0.015)	(0.015)
IADL		0.044***	0.030***	0.028***	0.008	0.005	−0.002
		(0.006)	(0.006)	(0.006)	(0.007)	(0.007)	(0.007)
认知功能			−0.024***	−0.024***	−0.020***	−0.020***	−0.020***
			(0.003)	(0.003)	(0.003)	(0.003)	(0.003)
听力障碍				0.014	0.030	0.028	0.027
				(0.046)	(0.047)	(0.047)	(0.047)
视力障碍				−0.004	0.023	0.021	0.020
				(0.056)	(0.057)	(0.057)	(0.057)
不能从椅子上站起来				0.031	0.037	0.040	0.042
				(0.062)	(0.063)	(0.063)	(0.063)
不能够捡起地上的书				0.188***	0.192***	0.187***	0.189***
				(0.061)	(0.062)	(0.062)	(0.062)
孤独感					0.236***	0.236***	0.235***
					(0.016)	(0.016)	(0.016)
安全感					0.139***	0.138***	0.137***
					(0.017)	(0.017)	(0.017)
自主性					0.106***	0.108***	0.104***
					(0.012)	(0.012)	(0.012)
患病数量						0.052***	0.052***
						(0.018)	(0.018)
组织参与							0.023**
							(0.011)
娱乐参与							0.126***
							(0.016)

续表

	模型一	模型二	模型三	模型四	模型五	模型六	模型七
截距一	0.456**	−0.197	−1.132***	−0.876***	−0.004	0.034	0.656**
	(0.188)	(0.199)	(0.224)	(0.244)	(0.250)	(0.250)	(0.262)
截距二	2.943***	2.298***	1.368***	1.624***	2.543***	2.581***	3.212***
	(0.189)	(0.199)	(0.224)	(0.244)	(0.250)	(0.251)	(0.262)
截距三	5.545***	4.909***	3.985***	4.243***	5.224***	5.264***	5.895***
	(0.192)	(0.203)	(0.227)	(0.247)	(0.253)	(0.254)	(0.265)
截距四	7.855***	7.223***	6.305***	6.564***	7.575***	7.615***	8.245***
	(0.207)	(0.216)	(0.238)	(0.258)	(0.265)	(0.265)	(0.276)

注：标准误显示在括号内

$***\ p < 0.001, **\ p < 0.01, *\ p < 0.05$

为了检验筛选出的评估指标在不同城乡区域和不同性别人群之间的评估效度与稳健程度，本章分城乡、性别进行随机效应模型分析（结果详见表 6 - 20、表 6 - 21）。回归结果与前文结果基本保持一致。

表 6 - 20　城乡老年人主观生活满意度解释因素的
序次 Logistic 回归模型（回归系数）

	城镇	乡村
日常生活自理能力	−0.023	0.013
	(0.022)	(0.022)
工具性日常生活自理能力	−0.006	0.001
	(0.010)	(0.009)
认知功能	−0.018***	−0.021***
	(0.004)	(0.004)
不能从椅子上站起来	0.133	−0.033
	(0.094)	(0.085)

续表

	城镇	乡村
不能够捡起地上的书	0. 149 *	0. 235 ***
	(0. 088)	(0. 088)
孤独感	0. 244 ***	0. 227 ***
	(0. 024)	(0. 022)
安全感	0. 113 ***	0. 158 ***
	(0. 025)	(0. 023)
自主性	0. 119 ***	0. 091 ***
	(0. 017)	(0. 016)
患病数量	0. 055 **	0. 053 *
	(0. 023)	(0. 027)
组织参与	− 0. 000	0. 050 ***
	(0. 016)	(0. 016)
娱乐参与	0. 142 ***	0. 109 ***
	(0. 020)	(0. 026)
截距一	0. 570	0. 640 *
	(0. 383)	(0. 351)
截距二	3. 009 ***	3. 311 ***
	(0. 384)	(0. 352)
截距三	5. 728 ***	5. 975 ***
	(0. 388)	(0. 356)
截距四	7. 998 ***	8. 377 ***
	(0. 407)	(0. 369)

注：标准误显示在括号内

*** $p < 0.001$，** $p < 0.01$，* $p < 0.05$

表 6 – 21　不同性别老年人主观生活满意度解释因素的

序次 Logistic 回归模型(回归系数)

	模型一 男性	模型二 女性
日常生活自理能力	− 0. 011	− 0. 004
	(0. 026)	(0. 019)
工具性日常生活自理能力	0. 001	− 0. 005
	(0. 010)	(0. 009)
认知功能	− 0. 028 ***	− 0. 016 ***
	(0. 005)	(0. 004)
不能从椅子上站起来	0. 035	0. 046
	(0. 101)	(0. 081)
不能够捡起地上的书	0. 204 *	0. 183 **
	(0. 105)	(0. 077)
孤独感	0. 236 ***	0. 235 ***
	(0. 024)	(0. 022)
安全感	0. 123 ***	0. 147 ***
	(0. 026)	(0. 022)
自主性	0. 083 ***	0. 122 ***
	(0. 017)	(0. 016)
患病数量	0. 084 ***	0. 017
	(0. 025)	(0. 025)
组织参与	− 0. 000	0. 055 ***
	(0. 015)	(0. 018)
娱乐参与	0. 111 ***	0. 151 ***
	(0. 020)	(0. 026)
截距一	0. 529	1. 307 ***
	(0. 379)	(0. 346)

续表

	模型一 男性	模型二 女性
截距二	2.993 ***	3.948 ***
	(0.380)	(0.348)
截距三	5.848 ***	6.500 ***
	(0.385)	(0.352)
截距四	8.035 ***	8.981 ***
	(0.400)	(0.368)

注：标准误显示在括号内
*** $p < 0.001$, ** $p < 0.01$, * $p < 0.05$

（三）评估指标的一致性检验

本章利用 Cornbach's Alpha 系数检验评估指标之间的内在相关性。系数值越大,指标的内在一致性越大,说明组成评估维度的一级指标都在一致地测量同一问题,信度可靠。具体而言,本次研究筛选出来的 6 项一级指标具有较高信度。6 项 ADL 指标的可靠性系数为 0.883,8 项 IADL 指标的可靠性系数为 0.931,24 项 MMSE 指标的可靠性系数为 0.955,两项身体活动能力指标的可靠性系数为 0.666。两项心理健康指标:孤独感与安全感通过可靠性检验,Cornbach's Alpha 为 0.674,但加入自主性指标后信度系数下降为 0.114。两项社会参与指标的可靠性系数为 0.593,基本可靠。

表6-22 个体功能评估维度与一级指标的 Cornbach's Alpha 系数

一级指标	条目数(项)	Cronbach's α 系数
ADL	6	0.883
IADL	8	0.931
MMSE	24	0.955
身体活动能力	2	0.666

续表

一级指标	条目数（项）	Cronbach's α 系数
心理健康	5	0.674
社会参与	2	0.593
总体	47	0.941

五、讨论与启示

前文描述分析与回归分析的结果显示，老年人的个体能力、心理健康、患病状况等评估指标与老年人临终前完全依赖他人照护的时长显著相关。这些变量加上社区参与变量，也与老年人的主观生活满意度显著相关。

（一）基础层长期照护需求的评估指标分析

首先，我们发现，个体功能与其照护依赖时长显著相关性与前文研究基本一致（Lacey，et al.，2017；李珍等，2019；郭秀云，2019）。其中，个体的日常生活自理能力、身体活动能力与个体的照护依赖时长显著相关。不过，值得注意的是，个体的认知功能、听力、视力与照护依赖时长的相关关系不显著。分析其原因可能有二：一是个体日常生活自理能力丧失是其产生照护依赖的直接原因，所以存在显著的相关关系。二是个体的认知功能、听力、视力障碍可能通过个体的日常生活自理能力丧失而影响其照护依赖程度（Langa，et al.，2001；Hajek，et al.，2017）。在认知功能、听力、视力状况存在轻度障碍而不影响正常生活的情况下，个体能够保持独立生活进而不影响其照护依赖时长的变化。

其次，个体的心理健康与照护依赖时长的相关关系显著，尤其是个体的孤独感与自主性。孤独感是一种人们普遍感受到的情绪体验，在一定程度上超出老年人日常情绪体验的范围，对老年人的身心健康造成重要影响。已有研究显示，老年期的孤独感与老年人高血压和心血管疾病、活动能力和认知功能障碍、焦虑和抑郁情绪，甚至是老年自杀等有显著相关关系(Emerson & Jayawardhana,2016)。本章进一步发现,孤独感程度越高的老年人,可能存在更长的照护依赖时长。健康老龄化理念强调老年人自主性是其重要的心理特征,并能够作为老年人储存的"复原力"影响其在逆境中维持或促进功能发挥的能力。本章验证了自主性与老年人长期照护依赖程度的高度相关性。

再次,个体的患病状况与其照护依赖时长显著相关。在进行单一疾病与照护依赖时长相关关系的检验时,我们发现,身患中风、褥疮的老年人,完全依赖他人照护的时长更长。这与这两项疾病的疾病症状、护理强度密切相关(姚文等,2009;唐玉磊,2007)。本研究还发现,患病数量能够更稳定地预测老年人的照护依赖时长,这与已有研究结果一致(徐萍,2015;李珍等,2019)。所以,在后文的指标体系构建中,我们将采用患病数量作为评估指标。

最后,个体的社会参与与其照护依赖时长相关关系并不显著。这在一定程度上验证了长期照护需求(简称长照需求)层次理论假设,即照护依赖属于基础层的长期照护需求,这一需求的产生主要在于个体的内在能力损伤及部分功能发挥受限。社会参与作为更高层次的发展性需求,其满足情况与照护依赖时长的相关关系并不显著。石小盼(2017)通过对辽宁省养老机构老年人长照需求的实证分析发现,老年人在医疗保健与生活照料维度的长照需求程度较高,相对而言,社区参与维度需求较低。不过,已有研究也发现,中国老年人的社会参与显著影响其死亡风险(位秀平,2015),是预防老年人失能的重要因素,尤其对老年人工具性失能具有积极的预防作用(胡宏伟,2017)。

(二)目标层长期照护需求的评估指标分析

个体的身体活动能力与其主观生活满意度显著相关。如果个体的身体活动能力受限,那么其日常生活往往处处掣肘,较难实现个体的自由。

首先,个体的认知功能与其主观生活满意度密切相关,此结果与前文研究基本一致（Zank & Leipold，2001）。认知功能的衰退是由多种原因造成的。年龄、疾病、社会变化等都可能造成个体认知功能的衰退，且这一衰退可能体现在记忆、思考、行为等能力方面。基于此，认知功能的衰退与个体的生活体验、活动能力密切相关（李漫漫等，2018），并从舒适度、认同感、亲密关系等方面显著影响个体的主观生活满意度（Kaufmann & Engel，2014）。由于当前老年痴呆症诊断率较低，在数据分析中无法有效拟合结果，而利用认知功能评估也能在一定程度上反映个体的认知功能障碍情况，进而为其照护需求评估提供参考。

值得一提的是，随着心理健康、患病状况、社会参与等因素被逐步纳入回归模型，个体的日常生活自理能力、听力和视力对其主观生活满意度的影响被弱化。这在一定程度上验证了我们的理论假设，即主观生活满意度反映了个体的生活质量，属于高层次的长期照护需求，其满足以基本的内在能力需求满足为基础，但更受到社会参与等高层次需求的影响。

其次，个体的主观生活满意度受心理健康的影响显著，且与个体的孤独感、安全感、自主性均体现出显著相关关系。依据马斯洛需求层次说，安全感是个体最基本的需求，而这一需求从基础上影响了个体对生活的感知与满意程度。而孤独感作为一种负向的心理情绪，既影响个体的身体健康，也影响个体的心理健康以及个体对生活质量的判断，是影响中国老年人生活满意度的重要因素（王倩，2019）。自主性作为一种影响老年人内在效能以及"复原力"的心理因素，与老年人的主观生活满意度也高度相关（王博，2017）。

再次，个体的具体患病情况与其主观生活满意度的相关关系并不稳定，但患病数量能够显著预测其主观生活满意度。这与疾病带来的病痛、复杂治疗过程等密切相关，也与已有研究发现一致（张秀军，2003）。

最后，个体的社会参与与其主观生活满意度显著相关。这与已有研究结果保持一致（刘杨，李柏江，2018；成红磊，2016）。良好的社会参与能够帮助个体获得更多心理、社会等支持,进而提高个体的生活质量(孙亚,2019;陈龙,2015)。

（三）小结

综上所述,个体功能、心理健康及社会参与与个体的客观、主观长期照护需求密切相关。个体的长期照护需求存在一定层次性,个体的身体活动能力、患病状况等内在能力是基础,社会参与属于发展层次的需求,理论假设已被验证。具体而言,个体的日常生活自理能力、身体活动能力、心理健康因素能够有效评估老年人临终前依赖他人照护的时长;个体的身体活动能力、认知功能及社会参与则能够有效评估老年人的生活满意度。部分疾病与个体长期照护需求强度的相关关系不稳定,所以在具体评估过程中,我们考虑患病数量作为评估指标。

不过,通过筛选的指标存在差异。一方面是通过基础层和目标层长期照护需求因变量筛选的指标存在差异;另一方面是通过城乡和性别群体检验的指标存在一定差异。我们如果选择纳入同时满足两个因变量的评估指标,如身体活动能力、心理健康因素、患病状况,在一定程度上只能识别健康维度的长期照护需求,而缺失了预测力更强的日常生活自理能力和认知功能指标,以及反映个体功能发挥状况的社会参与指标。考虑到评估指标构建的发展性,我们将与照护依赖时长或者与主观生活满意度显著相关的评估指标同时纳入评估体系,构成个体功能维度的综合评估指标。这样有利于实现提高老年人生活质量、满足老年人照护需求的目的。总体而言,个体功能模块的一级评估指标包含日常生活自理能力、工具性日常生活自理能力、身体活动能力、心理健康(孤独感、安全感、自主性)、患病状况(患病数量)、认知功能(MMSE)和社会参与(社会组织活动、娱乐活动)。

第 七 章

照护内容、资源与环境维度的
评估指标筛选

一、研究目的

本章研究将以前文建立长期照护需求评估分析框架(详见图3-3)为基础,利用中国老年社会追踪调查数据(以下简称CLASS),筛选照护内容、照护资源与环境维度个体长期照护需求的评估指标,并检验评估指标在不同城乡、性别群体中的稳定性。

二、研究方法

(一)数据介绍

本章采用CLASS 2014—2016年调查数据。该调查项目最初于2014年8~10月,在全国除香港特别行政区、澳门特别行政区、台湾省、海南省、新疆维吾尔自治区和西藏自治区之外的28个省、市、自治区、直辖市组织实施。调查采用分层多阶段的概率抽样方法:首先,选定县级区域(包括县、县级市、区)作为初级抽样单位(Primary Sampling Unit, PSU);其次,选定村/居委会作为次级抽样单位（Secondary Sampling Unit，SSU）；再次，在每个村/居委会中采用绘图抽样的方法来抽取样本户，每户访问 1 位老年人；最后，CLASS 项目的 2014 年基线样本包括 134 个县、区，462 个村、居，共11 511 人。在 2016 年的追踪调查中，成功追访了 6 602 个调查样本，425 个样本的近亲属接受了死亡回顾调查，有 4 484 个样本失访，新增 4 892 个 60岁及以上老年人调查样本。

CLASS 调查包含个人问卷和社区问卷。个人问卷涉及老年人基本情况、健康状况及经济状况等，重点关注老年人的养老服务需求、养老资源状况、养老观念及规划等方面的信息。社区问卷包括调查社区或村落的地理位置、人口数量、公共服务资源与设施等情况。同时，该项调查对两次调查期间死亡的老人进行死亡回顾调查，由死亡老年人的家属接受完成访问。死亡回顾调查的内容包含已死亡被访老人的死亡年月、死因、死亡前生理心理症状、临终关怀等信息，为本章提供了重要的老年人照护依赖时长资料。

本章采用 2014—2016 年两期 CLASS 调查数据，缺失了关键变量的调查样本直接在回归分析过程中剔除。与上一章节类似，在验证老年人照护依赖时长相关影响因素方面，我们主要采用 2014 年基线调查与 2016 年死亡回顾调查合并而形成的横截面调查数据，样本量为 184 人。在筛选老年人主观照护需求评估指标方面，我们采用 2014 年的横截面调查数据，纳入分析了 5 484 个样本。使用的分析工具为 Stata 14.1（StataCorp LP，College Station，TX）。

（二）变量选择

与上一章节类似，本章研究继续选取两个核心因变量：一是老年人临终前完全依赖照护的时长，这一变量反映了老年人基础层的长期照护需求时长；二是老年人的主观生活满意度，这一变量能够反映老年人的生活质量评价。具体变量定义与编码见下表（表 7-1）。

　　本章研究主要目的在于分析照护内容、照护资源与环境维度的指标对老年人长期照护需求的评估效力,所以在自变量选择方面,我们选择了个体功能、服务利用、照护资源、照护环境四个方面指标作为分析自变量。其中个体功能包括个体的个体能力、认知功能、心理健康与社会参与四项二级指标;照护内容包括生活照料、健康护理、精神慰藉、家庭支持四项二级指标;照护资源包括已有照护人员一个二级指标;照护环境则包括社区的养老服务设施、医疗服务设施及养老活动设施三方面。具体变量定义和编码见下表(表7 –2)。

　　值得一提的是,本章中纳入分析的是老年人自评的照护服务内容利用情况,也即服务利用,而非主观的照护内容需求意愿。实际上服务利用情况既包含了老年人对此照护内容的主观需求意愿,也包含了实际的服务利用情况,具有双重含义。选择此类变量,我们的分析则包含了两层因素,且能够检验实际服务利用对老年人主观生活满意度和照护依赖时长的实际影响,更具有实际意义。

　　个体的人口特征、社会经济状况及家庭状况作为控制变量纳入分析模型,具体变量定义和编码见下表(表7 –3)

表7 –1　因变量编码

来源	变量	问题	编码
2014—2016 年跟踪调查问卷	主观生活满意度	您对您目前的生活是否感到满意?	1 = 很满意 2 = 满意 3 = 一般 4 = 不满意 5 = 很不满意
2016 年死亡调查问卷	照护依赖时长	老年人去世前需要他人帮助洗澡,或吃饭,或穿衣,或上厕所,或从床上移动到床边,或在室内走动的时长,以及老年人去世前卧床不起的时长	____天数

表 7 - 2　自变量编码

维度	变量	问题	编码
个体功能	日常生活自理能力	您是否能自己穿衣、洗澡、吃饭、上厕所、控制大小便、室内走动?	功能障碍数量(0~6)
	工具性日常生活自理能力	您是否能在外面行走、自己购物、做饭、做家务、提起约10斤重的东西、上下楼梯、乘坐公共交通工具出行、管理自己的钱财?	功能障碍数量(0~8)
	认知功能	简化版简易精神状态检查表(8个条目,涉及一般能力,记忆力,计算力和注意力,反应能力)	0~16
	心理健康(孤独感)	过去一周您觉得被孤立了吗?无人陪伴吗?被忽视了吗?	3~9
	患病情况	高血压,糖尿病,心脏病,中风及脑血管疾病,癌症,帕金森症,痴呆症,慢性支气管炎等	0~8
服务利用	社会参与	在过去的三个月内,您是否参加过社区治安巡逻、环境卫生保护、调解纠纷、陪同聊天、志愿服务、照料他人等社区活动?	0=没有参加 1=参加过
	生活照料	您是否使用过帮助日常购物、老年饭桌或送饭的社区服务?	0=否 1=是
	健康服务	您是否使用过陪同就医、上门看病、上门护理和康复护理的社区服务?	0=否 1=是
	精神慰藉	您是否使用过上门探访、心理咨询的社区服务?	0=否 1=是
	家庭支持	您是否使用过日托站或托老所的社区服务?	0=否 1=是
照护资源与环境	照护人员	过去12个月,有没有人照料您的生活起居?	1=不需要人照护; 2=需要但无人照护; 3=需要且有人照护
	社区活动设施	社区(村)是否有健身场所、老年活动室、图书室、公园?	0=没有 1=有
	社区养老机构	社区(村)是否有养老院、老年日间照料中心?	0=没有 1=有
	社区医疗机构	社区(村)是否有医院或医疗服务中心、站?	0=没有 1=有

表7－3　控制变量编码

维度	变量	问题	编码
人口学特征	年龄	请问您现在多大年龄了？	_____周岁
	性别	性别	0 = 男 1 = 女
	城乡	被访老人现居住地	0 = 城镇 1 = 乡村
	婚姻状况	您现在的婚姻状况是……	0 = 无配偶（离婚、丧偶和从未结过婚） 1 = 有配偶
	居住方式	您现在与谁住在一起？	0 = 与他人同住 1 = 独居
社会经济状况	受教育程度	您的受教育程度是……	1 = 文盲 2 = 小学 3 = 初中及以上
	收入	您个人的月收入是多少？	_____元

（三）分析方法

1. 描述性分析

为了了解中国老年人的长期照护需求特征，本章节同样利用描述性分析方法和卡方检验，对 CLASS 调查中老年人的照护依赖时长以及主观生活满意度进行描述，并分析不同性别、年龄组、城乡与居住方式的老年人在照护依赖时长以及主观生活满意度上存在的差异（详见表7－4、表7－5）。

2. 回归分析

本节研究使用基于横截面调查数据的 Tobit 回归模型和序次 Logistic 回归模型，探讨各维度评估指标与老年人照护依赖时长、老年人的主观生活质量之间的相关关系。为此，本章利用嵌套模型，将上文总结的个体人口学信息和社会经济状况视作控制变量纳入回归模型，同时逐步纳入个体能力、服务利用和照护资源与环境评估指标，以呈现解释变量对模型适应性的改善过程。同时，本章为检验评估指标在具有城乡及性别差异的人群中的评估稳健性,分别构建了分城乡、分性别的 Tobit 回归模型、序次 Logis-tic 回归模型。

三、样本特征与描述

（一）老年人长期照护需求的描述分析

1. 老年人照护依赖需求时长的描述分析

在 2014—2016 年 CLHLS 死亡回顾调查中,一共有 184 条关于老年人临终前完全依赖他人照顾时长的原始信息。总体来看,老年人临终前完全依赖他人照顾的时长在 0 ~ 5 701 天。其中,有 30.12% 的老年人在去世前并没有完全依赖他人照顾（完全依赖他人照顾的时长为 0 天）,15.99% 的老年人在去世前有 1 个月及以内的时间完全依赖他人照顾（完全依赖他人照顾的时长为 1 ~ 30 天）,16.24% 的老年人在去世前有 1 个月至 6 个月的时间完全依赖他人照顾（完全依赖他人照顾的时长为 31 ~ 180 天）,还有 37.65% 的老年人在去世前有 6 个月以上的时间完全依赖他人照顾。这其中有 3 位老年人完全依赖他人照顾的时间超过 10 年（完全依赖他人照顾的时长为 3 650 ~ 5 701 天）。总体来看,老年人临终前平均有 9 个月（270天）的时间完全依赖他人照护。

在该分析样本中,分年龄、性别与城乡比较老年人临终前完全依赖他人照护的时长,发现结果在统计学意义上并不显著。不过,从调查时老年人的居住方式来看,不同居住方式的老年人临终前完全依赖他人照护的时长差异显著（P = 0.021）。相对而言,与他人同住的老年人临终前完全依赖他人照护的比例比独居老年人的高出近 10%。这一较高比例,是否意味着与他人同住老年人存在更高的长期照护需求还需要进一步的研究论证。

总体而言,与 CLHLS 2002—2014 年的调查样本结果相比,CLASS 调查的老年样本临终前完全依赖他人照护的时长相对更长,且因为样本年龄、样本量大小的差异,不同人群的照护依赖时长分析结果存在一定差异。这一分析结果的稳健性还有待进一步研究探讨。

表7-4 2016年CLASS调查中老年人照护依赖时长的描述分析(%)

临终前完全依赖他人照顾的时长		不需要	一个月及以内	一个月至六个月	六个月以上	合计	P值
年龄	60~64岁	37.50	15.28	13.89	33.33	100	
	65~69岁	26.15	10.77	23.08	40.00	100	
	70~74岁	35.38	18.46	15.39	30.77	100	0.568
	75~79岁	32.10	17.28	12.35	38.27	100	
	80~84岁	19.32	17.05	18.18	45.45	100	
	85岁及以上	33.33	16.67	14.81	35.19	100	
性别	男性	29.35	15.14	19.27	36.24	100	0.382
	女性	30.92	16.91	13.04	39.13	100	
城乡	城镇	29.58	14.08	18.31	38.03	100	0.538
	乡村	30.66	17.92	14.15	37.27	100	
居住方式	与他人同住	28.41	14.49	18.26	38.84	100	0.021
	独居	37.50	22.50	7.50	32.50	100	
总体		30.12	15.99	16.24	37.65	100	

2. 老年人的主观生活满意度描述分析

在CLASS 2014年的横截面调查样本中,分别有35.30%、39.95%的老年人非常满意和满意当前生活状况,有18.76%的老年人认为当前生活状况一般,分别有4.58%和1.40%的老年人对当前生活不满意和非常不满意。

相对而言,年龄越大,老年人对当前生活的满意程度越高(p<0.001)。城市老年人的生活满意程度显著高于农村老年人(p<0.001)。与他人共同居住的老年人生活满意程度显著高于独居老年人(p<0.01)。男性与女性之间的生活满意度差异并不显著(p>0.1)。

表7－5 **2014 年 CLASS 调查中老年人主观生活满意度的描述分析(％)**

主观生活满意度		非常满意	满意	一般	不满意	非常不满意	合计	P 值
年龄	60～64 岁	30.12	40.99	21.41	5.70	1.77	100	
	65～69 岁	36.2	39.21	19.16	4.41	1.02	100	
	70～74 岁	37.83	40.82	16.95	3.10	1.31	100	
	75～79 岁	38.19	39.28	16.38	4.81	1.34	100	0.000
	80～84 岁	39.29	38.86	17.09	3.49	1.28	100	
	85～89 岁	39.10	37.66	16.94	4.86	1.44	100	
	90 岁及以上	35.30	39.95	18.76	4.58	1.40	100	
性别	男性	34.27	40.96	19.02	4.47	1.29	100	0.117
	女性	36.26	39.02	18.53	4.68	1.51	100	
城乡	城市	37.00	39.88	17.87	3.94	1.31	100	0.000
	农村	32.76	40.04	20.11	5.54	1.54	100	
居住方式	与他人同住	35.64	40.32	18.23	4.45	1.36	100	0.001
	独居	33.23	37.63	22.09	5.38	1.68	100	
总体		35.30	39.95	18.76	4.58	1.40	100	

(二)纳入 Tobit 回归模型分析的样本特征描述

在纳入 2014 年横截面调查数据 Tobit 回归分析的 425 个样本中,老年人平均年龄为 74.67 岁(60～120 岁),51.29% 为男性老年人,50.12% 的老年人居住在城镇,有近五成的老年人丧偶、离婚或者从未结过婚,超过八成的老年人与家人同住;有 39.29% 的老年人未接受过教育,有 36% 的老年人接受过小学教育,有 24.71% 的老年人接受过初中及以上教育,在 2014 年,老年人的人均年收入 15 646.61 元(详见表 7－6)。

在个体功能方面,调查样本中老年人日常生活自理能力障碍项数平均为 0.87 项(SD＝1.77),工具性日常生活自理能力障碍项数平均达到 2.48 项(SD＝2.99)。老年人的认知功能得分平均为 7.50 分(SD＝6.04)。具体而言,按照存在一项生活自理能力障碍即失能的标准来看,该样本共有28.71%的老年人失能。存在一项或多项工具性日常生活自理能力障碍的老年人比例达到57.65%。按照认知功能得分低于或等于5分为标准来判断老年人存在认知障碍,该样本中有43.29%的老年人存在认知功能障碍。另外,在心理健康方面,32.46%的老年人经常或有时感到孤独。老年人的平均自报的患病数量为1.12(SD=0.97)。经常参与社区活动的老年人比例则为14.59%。

在照护内容方面,老年人健康服务如上门看病、护理等比例较高,达到6.4%。其次是使用过陪同聊天等精神慰藉服务的老年人比例,达到4.26%。另外,有1.65%的老年人接受过社区生活照料服务,如上门送餐等。使用过日托等家庭支持服务的老年人比例较低,仅0.24%。这一极低比例导致家庭支持因素纳入模型分析时,无法拟合结果,所以最后从模型分析过程中剔除。

在照护资源方面,有21.18%的老年人在临终前有人照料起居。而在社区照护环境方面,有86.82%的老年人所在社区有社区活动设施如健身房、图书馆、棋牌室等;有89.15%的老年人所在社区有医疗服务中心等社区医疗机构,仅21.69%的老年人所在社区有日间照料中心、养老院等养老服务机构(见表7-7)。

表7-6 纳入 Tobit 回归模型的样本特征变量描述

变量	分类	比例(%)	平均值/方差
年龄			74.67(8.90)
性别	男	51.29	
	女	48.71	
城乡	城镇	50.12	
	乡村	49.88	

续表

变量	分类	比例(%)	平均值/方差
婚姻状态	无配偶(丧偶、离婚或未婚)	47.88	
	有配偶	52.12	
居住方式	与家人同住	81.18	
	独居	18.82	
受教育程度	文盲	39.29	
	小学	36.00	
	初中及以上	24.71	
个人年收入	人均(元/年)		15 646.61(19 984.56)

表7-7　纳入 Tobit 回归模型的样本自变量描述

变量	变量	分类	比例(%)	平均值/方差
个体功能	日常生活自理能力	失能项数(0~6)		0.87(1.77)
	工具性日常生活自理能力	失能项数(0~8)		2.48(2.99)
	认知功能	简易精神量表得分(0~11)		7.50(6.04)
	孤独感	没有感到孤独	67.54	
		有时感到孤独	24.13	
		经常感到孤独	8.33	
	患病情况	自报患病数量(0~8)		1.12(0.97)
	社会参与	参加各类社区活动	14.59	
服务利用	生活照料	是	1.65	
	健康服务	是	6.40	
	精神慰藉	是	4.26	
	家庭支持	是	0.24	
照护资源	是否有人照料起居	是	21.18	
社区环境	社区活动设施	有	86.82	
	社区养老机构	有	21.69	
	社区医疗机构	有	89.15	

（三）纳入序次 Logistic 回归模型分析的样本特征描述

在纳入 2014 年截面数据序次 Logistic 回归分析的 5 484 个分析样本中，老年人平均年龄为 70.31 岁（60～120 岁），其中男性老年人占 48.02%，居住在城镇的老年人有 60.00%，有 35.21% 的老年人丧偶、离婚或者从未结过婚，接近九成的老年人与家人同住；未接受过教育的老年人比例有 31.42%，有 33.68% 的老年人接受过小学教育，有 34.90% 的老年人接受过初中及以上教育。在 2014 年，老年人的人均年收入达到 18 057.79 元。

表 7 - 8　纳入序次 Logistic 回归模型样本特征描述

变量	分类	比例（%）	平均值（方差）
年龄			70.31（8.10）
性别	男	48.02	
	女	51.98	
城乡	城镇	60.00	
	乡村	40.00	
婚姻状态	无配偶	35.21	
	有配偶	64.79	
居住方式	与家人同住	86.22	
	独居	13.78	
受教育程度	文盲	31.42	
	小学	33.68	
	初中及以上	34.90	
个人年收入			18 057.79（23 686）

在个体功能方面，调查样本中老年人日常生活自理能力障碍项数平均为 0.28 项（SD = 0.95），工具性日常生活自理能力障碍项数平均达到 1.08 项（SD = 2.07）。老年人的认知功能得分平均为 9.95 分（SD = 5.72）。具体而言，该样本中有 13.49% 的老年人存在一项生活自理能力障碍，而存在

一项或多项工具性日常生活自理能力障碍的老年人比例为 35.17%。另外,该样本中有 27.28% 的老年人存在认知功能障碍。在心理健康方面,有 28.65% 的老年人经常或有时感到孤独。老年人的平均自报的患病数量为 1.02 项(SD = 0.91)。经常参与社区活动的老年人比例为 18.11%。

在照护内容方面,老年人健康服务,如上门看病、护理等比例较高,达到 5.55%。其次是使用过陪同聊天等精神慰藉服务的老年人比例,达到 3.94%。另外,有 1.12% 的老年人接受过社区生活照料服务,如上门送餐等。使用过日托等家庭支持服务的老年人比例较低,仅 0.21%。这一极低比例导致家庭支持因素纳入模型分析时无法拟合结果,所以最后从模型分析过程中剔除。

在照护资源方面,有 7.56% 的老年人在日常生活中有人照料起居。在社区照护环境方面,超过九成的老年人所在社区有社区活动设施如健身房、图书馆、棋牌室等;有 86.53% 的老年人所在社区有医疗服务中心等社区医疗机构,有 27.58% 的老年人所在社区有日间照料中心、养老院等养老服务机构(见表 7-9)。

表 7-9　纳入序次 Logistic 回归模型的自变量描述

维度	变量	分类	比例(%)	平均值(方差)
个体功能	日常生活自理能力	失能项数		0.28(0.95)
	工具性日常生活自理能力	失能项数		1.08(2.07)
	认知功能	简易精神量表得分		9.95(5.72)
	孤独感	没有感到孤独	71.34	
		有时感到孤独	19.73	
		经常感到孤独	8.92	
	患病情况	自报患病数量		1.02(0.91)
	社会参与	参加各类社区活动	18.11	

续表

维度	变量	分类	比例(%)	平均值(方差)
照护内容	生活照料	是	1.12	
	健康服务	是	5.55	
	精神慰藉	是	3.94	
	家庭支持	是	0.21	
照护资源	是否有人照料起居	是	7.56	
	社区活动设施	有	91.31	
照护环境	社区养老机构	有	27.58	
	社区医疗机构	有	86.53	

四、回归模型结果

(一)基于照护依赖需求时长的评估指标筛选

基于 2014—2016 年横截面调查数据的 Tobit 回归结果(详见表 7-10、表 7-11)发现,老年人的个体功能,如日常生活自理能力、工具性日常生活自理能力、心理健康与患病数量与其临终前完全依赖照护时长保持显著相关。随着照护资源、照护环境因素的加入,其相关关系的显著性保持稳定。纳入全部解释变量的完整模型四的结果显示,老年人的日常生活自理能力障碍每增加一项,老年人临终前完全依赖他人照护的时长将增加 1.032 天 ($p < 0.05$)。工具性日常生活自理能力障碍每增加一项,老年人临终前完全依赖他人照护的时长将增加 0.992 天($p < 0.01$)。老年人的心理健康因素孤独感则与临终前完全依赖时长显著相关。越经常感到孤独的老年人,临终前完全依赖照护的时间越长($ME = 0.155$,$p < 0.1$)。老年人的患病数量增加一项,其临终前完全依赖照护时长也会相应增加 0.319 天($p < 0.05$)。老年人的认知功能得分、社会参与情况与其临终前完全依赖照护时长的相关性并不显著。

在个体的照护内容方面,部分服务利用与临终前完全依赖照护的时长显著相关。具体而言,利用过健康护理服务的老年人,其临终前完全依赖他人照护的时长比未利用过相关服务的老年人少 4.322 天(p < 0.05)。相应地,使用过精神慰藉服务的老年人与未利用过相关服务的老年人相比,临终前完全依赖他人照护的时长可能会短 6.169 天(p < 0.05)。另外,使用过生活照料服务的老年人与未利用过相关服务的老年人相比,临终前完全依赖他人照护的时长可能会长 4.261 天。不过,这一关系并未通过统计的显著性检验(p > 0.1)。

在照护资源与环境方面,是否有人照料日常起居与老年人临终前完全依赖他人照护的时长并无显著相关关系。相对而言,老年人所居住社区有医疗服务设施的,老年人临终前完全依赖他人照护的时长能降低 2.5 天(p < 0.05)。社区内是否有养老服务设施、活动设施与老年人临终前完全依赖他人照护的时长并没有显著相关关系(p > 0.1)。

表 7 - 10 老年人照护依赖时长影响因素的 Tobit 回归嵌套模型(回归系数)

	模型一	模型二	模型三	模型四
年龄	0.146	−0.174	−0.215	−0.210
	(0.106)	(0.159)	(0.159)	(0.161)
女性	1.401	1.945	1.448	1.417
	(1.918)	(2.461)	(2.420)	(2.457)
乡村	−1.398	2.323	3.363	3.919
	(2.043)	(2.613)	(2.645)	(2.771)
有配偶	2.576	7.379***	7.591***	8.202***
	(2.103)	(2.657)	(2.628)	(2.680)
与家人同住	−3.331	−1.285	0.449	0.673
	(2.330)	(3.100)	(3.214)	(3.181)

续表

	模型一	模型二	模型三	模型四
受教育程度	0.171	2.513	1.990	2.192
	(1.309)	(1.711)	(1.688)	(1.693)
个人年收入	-0.748	-0.177	0.115	0.175
	(0.560)	(0.757)	(0.749)	(0.756)
日常生活自理能力		2.313**	3.216**	3.502*
		(0.846)	(0.887)	(1.276)
工具性日常生活自理能力		1.461**	1.634***	1.933***
		(0.604)	(0.602)	(0.657)
认知功能		-0.006	-0.077	-0.210
		(0.309)	(0.306)	(0.308)
孤独感		0.522*	0.269+	0.301+
		(0.934)	(0.966)	(0.969)
社会参与		-1.953	-0.762	-0.162
		(2.752)	(2.744)	(2.728)
患病数量		0.585*	0.719*	0.621*
		(1.278)	(1.256)	(1.254)
生活照料			10.695	8.299
			(8.261)	(8.334)
健康护理			-8.787*	-8.418*
			(4.641)	(4.598)
精神慰藉			-12.557**	-12.015**
			(5.116)	(5.175)
有人照料起居				-3.953
				(2.727)
社区医疗服务设施				-4.870*
				(3.217)

续表

	模型一	模型二	模型三	模型四
社区养老服务设施				− 0.230
				(2.711)
社会活动设施				2.925
				(3.357)
_cons	0.629	5.494	8.776	14.237
	(10.190)	(14.407)	(14.282)	(14.570)
sigma:_cons	15.670***	13.739***	13.385***	13.165***
	(0.733)	(0.908)	(0.896)	(0.888)
R − squared	0.014	0.195	0.254	0.262

注：标准误显示在括号内

*** p < 0.001，** p < 0.01, * p < 0.05, + p < 0.1

表 7 − 11 老年人照护依赖时长影响因素的 Tobit 回归嵌套模型（边际效应）

	模型二	模型三	模型四
日常生活自理能力	0.129**	0.489**	1.032*
工具性日常生活自理能力	0.732**	0.829**	0.992**
认知功能	− 0.003	− 0.039	− 0.108
孤独感	0.261*	0.137+	0.155+
社会参与	− 0.977	− 0.387	− 0.083
患病数量	0.293*	0.365*	0.319*
生活照料		5.427	4.261
健康护理		− 4.459*	− 4.322*
精神慰藉		− 6.373*	− 6.169*
有人照料起居			− 2.029
社区医疗服务设施			− 2.500*
社区养老服务设施			− 0.118
社会活动设施			1.502
R − squared	0.195	0.254	0.262

** p < 0.01, * p < 0.05, + p < 0.1

为了检验筛选出的评估指标在不同城乡区域和不同性别人群之间的稳健程度,本章分城乡、性别进行 Tobit 回归模型分析(结果详见表 7 - 12、表 7 - 13)。回归结果与前文结果基本保持一致。

表 7 - 12 分城乡老年人照护依赖时长影响因素的 Tobit 回归模型(回归系数)

	模型一 城镇	模型二 乡村
日常生活自理能力	2. 279 **	- 1. 332 **
	(- 1. 611)	(- 2. 529)
工具性日常生活自理能力	1. 746 ***	1. 584 ***
	(- 0. 929)	(- 0. 823)
认知功能	0. 028	- 0. 045
	(- 0. 46)	(- 0. 398)
孤独感	0. 896 *	- 0. 895 *
	(- 1. 28)	(- 1. 462)
社会参与	0. 988	- 3. 735
	(- 3. 902)	(- 3. 356)
患病数量	1. 563 *	0. 313 *
	(- 1. 835)	(- 1. 574)
生活照料	- 3. 914	- 1. 233
	(- 12. 133)	(- 11. 851)
健康护理	6. 585	- 14. 785 ***
	(- 10. 036)	(- 4. 869)
精神慰藉	- 15. 356 **	- 0. 583
	(- 7. 062)	(- 7. 381)
有人照料起居	- 2. 39	- 1. 831
	(- 3. 438)	(- 4. 979)

续表

	模型一 城镇	模型二 乡村
社区医疗服务设施	−7.465*	−1.621
	(−4.472)	(−4.123)
社区养老服务设施	−0.432	−2.028
	(−3.371)	(−4.875)
sigma:_cons	13.766***	10.050***
	−1.236	−1.021
R − squared	0.141	0.192

注：标准误显示在括号内
*** p < 0.001，** p < 0.01，* p < 0.05

表 7−13　分性别老年人照护依赖时长影响因素的 Tobit 回归模型（回归系数）

	模型一 男性	模型二 女性
日常生活自理能力	3.260*	2.126**
	(1.769)	(2.275)
工具性日常生活自理能力	1.049*	2.999***
	(0.921)	(0.955)
认知功能	0.101	−0.249
	(0.432)	(0.463)
孤独感	0.688*	−0.134*
	(1.167)	(1.827)
社会参与	0.856	−3.147
	(3.57)	(4.612)
患病数量	1.652+	−0.911*
	(1.613)	(1.964)
生活照料	6.387	21.659
	(9.71)	(18.814)

续表

	模型一 男性	模型二 女性
健康护理	− 8. 853 *	− 21. 537 *
	(5. 031)	(12. 106)
精神慰藉	− 8. 115	− 18. 797 *
	(5. 994)	(10. 137)
社区医疗服务设施	− 5. 498	− 5. 752 *
	(4. 465)	(4. 678)
社区养老服务设施	− 1. 154	− 0. 567
	(3. 377)	(4. 468)
sigma: _cons	12. 546 ***	12. 396 ***
	(1. 078)	(1. 347)
R − squared	0. 122	0. 157

注: 标准误显示在括号内

*** $p < 0.001$, ** $p < 0.01$, * $p < 0.05$, + $p < 0.1$

(二)基于主观生活满意度的评估指标筛选

基于 2014 年横截面数据的序次 Logistic 回归结果,研究者能够发现老年人的个体功能,如工具性日常生活自理能力、认知功能、心理健康及患病数量与其主观生活满意度保持显著相关。随着照护资源、照护环境因素的加入,其相关关系的显著性保持稳定。纳入全部解释变量的完整模型四的结果显示,老年人的工具性日常生活自理能力障碍每增加一项,老年人主观生活满意程度降低的可能性将增加 0. 108($p < 0.001$)。老年人的认知功能与主观生活满意度也显著相关,认知功能得分越高的老年人,主观生活满意度降低的可能性也会降低 0. 015($p < 0.05$)。另外,越是经常感到孤独的老年人,主观生活满意度降低的可能性越高(B = 0. 587, $p < 0.001$)。老年人越是积极参与社会活动,其主观生活满意度降低的可能性也会降低 0. 275($p < 0.001$)(表 7 − 14)。

表7-14　老年人主观生活满意度预测因素的
序次 Logistic 回归嵌套模型(回归系数)

	模型一	模型二	模型三	模型四
年龄	-0.024***	-0.044***	-0.044***	-0.043***
	(0.003)	(0.004)	(0.004)	(0.004)
女性	-0.186***	-0.225***	-0.229***	-0.242***
	(0.040)	(0.053)	(0.054)	(0.055)
乡村	-0.085*	-0.302***	-0.301***	-0.306***
	(0.044)	(0.061)	(0.061)	(0.065)
有配偶	-0.039	0.114*	0.115*	0.114*
	(0.049)	(0.067)	(0.067)	(0.068)
与家人同住	0.221***	0.138	0.136	0.133
	(0.061)	(0.084)	(0.085)	(0.086)
受教育程度	-0.108***	-0.005	-0.011	-0.008
	(0.028)	(0.040)	(0.040)	(0.041)
个人年收入	-0.111***	-0.085***	-0.089***	-0.097***
	(0.013)	(0.018)	(0.018)	(0.019)
日常生活自理能力		0.029	0.026	-0.005
		(0.048)	(0.048)	(0.053)
工具性日常生活自理能力		0.111***	0.113***	0.108***
		(0.020)	(0.020)	(0.022)
认知功能		-0.016*	-0.017**	-0.015*
		(0.008)	(0.008)	(0.008)
孤独感		0.580***	0.576***	0.587***
		(0.042)	(0.042)	(0.043)
社会参与		-0.300***	-0.302***	-0.275***
		(0.063)	(0.064)	(0.065)

续表

	模型一	模型二	模型三	模型四
患病数量		− 0.055 *	− 0.050 *	− 0.042
		(0.029)	(0.029)	(0.029)
生活照料			0.575 ***	0.517 **
			(0.211)	(0.213)
健康护理			− 0.220 **	− 0.221 **
			(0.110)	(0.111)
精神慰藉			− 0.085	− 0.072
			(0.121)	(0.122)
有人照料起居				0.067
				(0.082)
社区医疗服务设施				− 0.136 *
				(0.072)
社区养老服务设施				− 0.072
				(0.057)
社会活动设施				0.045
				(0.094)
截距1	− 3.356 ***	− 3.862 ***	− 3.973 ***	− 3.957 ***
	(0.232)	(0.355)	(0.358)	(0.389)
截距2	− 1.582 ***	− 1.931 ***	− 2.038 ***	− 2.023 ***
	(0.230)	(0.352)	(0.355)	(0.386)
截距3	0.084	− 0.220	− 0.329	− 0.308
	(0.232)	(0.354)	(0.357)	(0.387)
截距4	1.563 ***	1.341 ***	1.229 ***	1.264 ***
	(0.243)	(0.368)	(0.370)	(0.401)
R − squared	0.0079	0.0338	0.0349	0.0349
Log Likelihood	− 12 317.41	− 6 784.70	− 6 741.39	− 6 543.66

注：标准误显示在括号内

$***$ $p < 0.001$, $**$ $p < 0.01$, $*$ $p < 0.05$

在个体的照护内容方面,部分服务利用能够有效预测临终前客观需要照护的时长。具体而言,利用过健康护理服务的老年人,其主观生活满意度下降的可能性要比未使用过的老年人低 0.221($p < 0.01$)。但使用过生活照料服务的老年人与未使用过相关服务的老年人相比,主观生活满意度下降的可能性反而更高($p < 0.01$)。

在照护资源与环境方面,是否有人照料日常起居与老年人主观生活满意度并无显著相关关系。相对而言,老年人所居住社区有医疗服务设施的,主观生活满意度下降的可能性要低($p < 0.05$)。而社区内是否有养老服务设施、活动设施与老年人主观生活满意度并没有显著相关关系($p > 0.1$)。

为了检验筛选出的评估指标在不同城乡区域和不同性别人群之间的稳健程度,本章分城乡、性别进行序次 Logistic 回归模型分析(结果详见表7 – 15、表7 – 16)。回归结果与前文结果基本保持一致。

表7 – 15　城乡老年人主观生活满意度解释因素的
序次 Logistic 回归模型(回归系数)

	模型一 城市	模型二 农村
日常生活自理能力	− 0.031	0.012
	(0.09)	(0.066)
工具性日常生活自理能力	0.071 **	0.122 ***
	(0.036)	(0.027)
认知功能	− 0.014	− 0.014
	(0.013)	(0.011)
孤独感	0.588 ***	0.592 ***
	(0.066)	(0.057)
社会参与	− 0.347 ***	− 0.202 **
	(0.109)	(0.081)

续表

	模型一 城市	模型二 农村
患病数量	-0.122**	0.003
	(0.049)	(0.036)
生活照料	-0.067	0.607***
	(0.539)	(0.234)
健康护理	-0.098	-0.287*
	(0.162)	(0.153)
精神慰藉	-0.409	0.007
	(0.256)	(0.141)
社区医疗服务设施	-0.07	-0.159*
	(0.149)	(0.084)
社区养老服务设施	-0.082	-0.081
	(0.12)	(0.066)
截距1	-3.137***	-4.434***
	(0.66)	(0.483)
截距2	-1.252*	-2.455***
	(0.657)	(0.479)
截距3	0.343	-0.653
	(0.66)	(0.481)
截距4	2.075***	0.823*
	(0.683)	(0.497)
样本量	1935	3 549

注：标准误显示在括号内

*** $p < 0.001$，** $p < 0.01$，* $p < 0.05$

表 7 - 16　不同性别老年人主观生活满意度解释因素的

序次 Logistic 回归模型(回归系数)

	模型一 男性	模型二 女性
日常生活自理能力	- 0.035	0.011
	(0.074)	(0.078)
工具性日常生活自理能力	0.122***	0.096***
	(0.032)	(0.029)
认知功能	- 0.032**	0.002
	(0.013)	(0.012)
孤独感	0.544***	0.632***
	(0.062)	(0.061)
社会参与	- 0.224**	- 0.319***
	(0.091)	(0.093)
患病数量	- 0.041	- 0.051
	(0.042)	(0.041)
生活照料	0.507*	0.479
	(0.299)	(0.305)
健康护理	- 0.247	- 0.194
	(0.16)	(0.155)
精神慰藉	0.079	- 0.233
	(0.174)	(0.173)
社区医疗服务设施	- 0.104	- 0.176*
	(0.102)	(0.103)
社区养老服务设施	- 0.122	- 0.03
	(0.082)	(0.081)
截距1	- 4.413***	- 3.207***
	(0.537)	(0.555)

续表

	模型一 男性	模型二 女性
截距 2	− 2.444 ***	− 1.305 **
	(0.533)	(0.552)
截距 3	− 0.782	0.481
	(0.534)	(0.556)
截距 4	0.886	1.941 ***
	(0.552)	(0.576)
样本量	2 837	2 647

注：标准误显示在括号内

*** p < 0.001，** p < 0.01，* p < 0.05

（三）评估指标的一致性分析

利用 Cornbach's Alpha 系数检验评估指标的内部一致性发现,基于 Katz 指数的 6 项日常生活自理能力的 Cornbach's Alpha 系数为 0.918,基于 Lawton 指数的 8 项工具性日常生活自理能力的 Cornbach's Alpha 系数为 0.927,11 项问题的简版简易精神状态量表的 Cornbach's Alpha 系数为 0.889。

另外,老年人照护内容涉及的四项指标,其中健康照护包含 3 个条目的问题,生活照料包含 2 个条目的问题,精神慰藉包含 2 个条目的问题,家庭支持包含一个条目的问题,共计 8 个条目的 Cornbach's Alpha 系数为 0.521。

老年人照护环境涉及老年活动、养老服务、医疗服务设施三项指标,共计 7 个条目问题的 Cornbach's Alpha 系数为 0.627(见表 7 – 17)。

表 7 – 17　一级评估指标的 Cornbach's Alpha 系数检验结果

一级指标	条目数	Cronbach's α 系数
ADL	6	0.918
IADL	8	0.927
MMSE	11	0.889
照护内容	8	0.521
照护资源与环境	7	0.627

五、讨论与启示

首先,个体功能与其依赖照护的时长显著相关性与前文研究基本一致,进一步验证了第六章的研究发现。其次,个体的照护内容能够有效评估老年人客观长期照护需求。个体的照护内容、照护服务资源与其主观生活满意度密切相关。这说明个体与环境的互动过程会影响老年人的长期照护需求,而环境的支持程度将影响个体内在能力和功能发挥的状况。

具体而言,在照护内容方面,个体的健康照护服务利用率越高,其临终前完全依赖他人照护的时长越短,生活满意度越高。这反映了健康照护服务的有效性及重要性。与此同时,精神慰藉服务能够显著影响个体依赖他人照护的时长,进一步证明了心理健康因素的重要性,以及健康慰藉服务的重要影响。另外,生活照料对个体主观生活满意度的影响与其他服务利用的影响相反。可能的解释是,生活照料时长越长,老年人带残生命周期越长,可能其生活质量不高,老年人的生活满意度较低。由于家庭支持、临终关怀服务的利用率极低,影响其拟合结果,未能呈现出显著相关性。但从长期照护服务发展的全面性、前瞻性角度斟酌考虑,在指标选择过程中,仍考虑纳入家庭支持、临终关怀服务项目。

在照护资源与环境方面,是否有照护支持者和社区的养老服务设施、养老活动设施与老年人依赖他人照护时长的相关关系并不显著。在有医疗服务设施的社区中,老年人完全依赖照护的时长较短,生活满意度较高。这说明医疗服务的可及性、可得性显著影响老年人的长期照护需求。已有研究也发现,在农村地区,社区提供的各类服务情况对老年人生活满意度的影响不显著(陈灵肖,谢伟,2015)。考虑到2014年调查时点的社区养老服务设施发展程度不高,设施数量少,服务供给不足,但随着社会化养老服务体系的快速发展,社区养老服务设施在长期照护体系中将占据越来越重要的地位,所以研究者将其继续纳入照护资源和环境评估模块。

结合模型分析结果,本章研究认为,纳入长期照护需求评估的照护内容、资源与环境维度指标应包括:生活照料服务需求与利用情况、健康护理服务需求与利用情况、精神慰藉服务需求与利用情况、家庭支持(照护者支持)服务需求与利用情况、临终关怀服务需求与利用情况、社区健康与养老服务设施的知晓与利用情况。

第 八 章

基于综合分析法的指标体系构建

一、研究方法和目的

评估既是一个研究过程,也是一个实践过程,它不仅要收集和整合资料,还需要甄别资料的标准与价值(施托克曼,梅耶,唐以志,2012)。评估指标的设计不仅需要考虑到理论上评估内容的设计,也需要考虑评估情形、评估者对评估工具的认识。合适的评估工具应该具有科学性、代表性、可操作性、敏感性等特征。基于前文研究,我们已确定长期照护需求评估涵盖:个体功能、照护内容、照护资源与环境三个维度,一级指标、二级指标内容也基本确定。但仅依据数据模型确定各维度和指标的权重是不充分的,还需要结合研究者、实践者的经验,对评估指标进行综合分析。基于此,本章将采用综合评价法,通过专家咨询与矩阵对偶分析对评估维度和指标进行赋权,来构建一个集合理论与实践经验的长期照护需求评估指标体系。该方法采用的分析工具为 Microsoft Excel 15. 19. 1。

二、模块设置与指标选择

基于前文的理论探讨、实践总结与数据分析结果,本章认为,指向长期照护保险制度的中国老年人长期照护需求评估工具需以客观需求因素(个体功能)评估为核心,并包含照护内容及照护资源与环境两个辅助方面。

考虑到评估指标的敏感性、评估内容的综合性、评估体系的可操作性、评估实施的动态性,我们将三个评估维度视作三个相互联系又相互独立的评估模块。其中,个体功能可作为评估个体长期照护需求等级的独立模块;照护内容可作为指导个体长期照护服务计划的独立模块;照护环境与资源可作为评估老年人长期照护可得性的独立模块(具体模块设置见表8-1)。其中,在长期照护对象认定过程中,我们可只考虑个体功能维度的评估,并以此为基础评定保障对象的需求等级。

在选择评估模块的一级指标时,我们主要参考前文已通过实证检验的评估指标。同时,结合实践发展,在照护内容维度加入了“家庭支持”和“临终关怀”两项指标(具体指标说明见表8-2、表8-3、表8-4)。

表8-1　评估模块说明

模块	模块说明	评估目的
个体功能	个体功能是以老年人内在能力为核心的功能发挥状态。其中,内在能力是由个体的健康特征与身体活动能力决定“个体在任何时候都能动用的全部身体机能和脑力的组合”;功能发挥则是在个体内在能力与社会环境互动过程中形成的行动力、人际关系、学习能力等,受到个体因素与社会因素的极大影响	评估个体长期照护需求等级
照护内容	照护内容是个体表达的明确指向具体长期照护服务项目的需求情况,涉及生活照料、健康护理、精神慰藉、家庭支持、临终关怀五方面专业服务内容	指导个体长期照护服务计划制订
照护资源与环境	照护资源与环境指当前个体可及、可得的照护服务人员、设施及所处社区环境。其中,个体生活的硬环境包括居住和社区环境,软环境包括如歧视、虐待状况等	评估长期照护资源可得性

表 8 – 2 个体功能模块的一级、二级评估指标说明

一级指标	二级指标与说明
日常生活自理能力	日常生活自理能力是指人们为独立生活而每天必须反复进行的、最基本的、具有共同性的身体动作群,如洗澡、进食、室内走动、穿衣、上厕所、大小便控制等活动,反映最基本的自我照顾能力。如果存在一项或多项行为无法完成,个体的日常生活自理能力则处于受损状态
工具性日常生活自理能力	工具性生活自理能力是指个人用以应付其环境需要的适应性工作,如购物、做饭、做家事、洗衣、户外交通等。这些活动虽然不是每天必须做,但对维持独立生活很重要。如果存在一项或多项行为无法完成,个体的独立生活能力则处于受损状态
社会参与	社会参与是老年人功能发挥的重要体现,也是健康老龄化的重要内容。老年社会参与的方式多样,包括有组织的社会活动,也包括日常的娱乐活动(如打扑克、下棋等)。如果社会参与存在限制,则个体的功能发挥处于受损状态
身体活动能力	身体活动能力(体力)指个人躯体的活动能力,包括个体的上肢和下肢的活动能力等。如果存在一项或多项能力障碍,个体的身体活动能力则处于受损状态
认知功能	认知功能(脑力)由多项认知域构成,一般涉及个体的一般能力、记忆力、计算力和注意力、反应能力、语言、理解和自我协调能力等。如果某个或多个认知域发生障碍,个体的认知能力则处于受损状态(MMSE 得分 < 24 分则被认为存在认知障碍)
心理健康	心理健康(心力)是老年人内在能力的重要内容,涉及孤独感、安全感等方面。如果个体存在一项或多项心理问题,则心理健康处于受损状态
患病状况	患病状况是从疾病的角度考察个体的功能状态,主要关注高血压、心脏病、糖尿病等影响老年人活动能力的疾病患病情况

表 8 – 3 照护内容模块的一级、二级评估指标说明

一级指标	二级指标与说明
生活照料	生活照料包括助餐、助浴、助洁等照护服务,目的在于帮助老年人应对日常生活

续表

一级指标	二级指标与说明
健康护理	健康护理包括康复指导、基础护理、专业护理、用药管理等照护服务,目的在于帮助老年人恢复或维持健康状态
精神慰藉	精神慰藉包括上门探访、心理咨询等服务,目的在于帮助老年人疏导心理问题
家庭支持	家庭支持包括日托中心等喘息服务,目的在于缓解与减轻家庭照护的压力,提高长期照护的质量
临终关怀	临终关怀包括死亡教育、临终护理、姑息治疗、居丧照护等综合服务,目的在于提高濒死老年人的生命质量

表 8 - 4　照护资源与环境模块的一级、二级评估指标说明

一级指标	二级指标与说明
居住地养老服务设施	个体知晓的社区养老院、老年日间照料中心等养老服务设施情况
居住地医疗服务设施	个体知晓的社区卫生服务中心等医疗服务设施情况

三、专家咨询与权重设置

(一)专家基本情况

本次研究共发送了 13 份专家咨询问卷(详见附录 1),回收问卷 11 份。参与咨询专家的工作与研究领域涉及老年健康、老年社会工作、老年护理学、养老保险、老龄产业、老年社会学、老年人口学等。其中 10 位专家具有相关专业的博士学位,一位专家具有硕士学位。11 位专家的平均年龄为 32 岁,平均工作年限 5 年(见表 8 - 5)。

表 8 - 5　咨询专家的基本信息

编码	工作单位	研究领域	最高学位	工作年限
1 f	南昌大学	护理学	博士	31
2 m	中国人民大学	老年健康与社会工作	博士	6
3 f	Aetna	老年健康	硕士	2
4 f	中国社科院	老年社会学	博士	3

续表

编码	工作单位	研究领域	最高学位	工作年限
5 f	中华女子学院	老年人口学	博士	1
6 f	浙江大学	老年城市治理	博士	0
7 m	昆山—杜克大学	老年健康	博士	2
8 m	复旦大学	循证护理	博士	1
9 f	中国人寿保险有限公司	养老保险,老龄产业	博士	2
10 f	复旦大学	老年社会学	博士	2
11 f	首都经济贸易大学	老年健康	博士	6

依据专家对评估项目的熟悉程度系数(Cs)和判断依据系数(Ca)来判断专家的权威系数$[Cr=(Cs+Ca)/2]$(刘娜娜,2017)。专家熟悉程度和判断依据的赋值见表8-6和表8-7。本次函询专家的权威系数的算术平均值达到0.88,咨询结果可靠。专家的权威系数详见表8-8。

表8-6　专家熟悉程度系数(Cs)赋值

熟悉程度(Cs)	很熟悉	比较熟悉	一般熟悉	不太熟悉	不熟悉
实践经验	1	0.8	0.6	0.4	0.1

表8-7　专家判断依据系数(Ca)赋值

判断依据(Ca)	对专家判断的影响程度		
	大	中	小
理论分析	0.5	0.4	0.3
实践经验	0.3	0.2	0.1
国内研究了解	0.1	0.1	0.1
主观判断	0.1	0.1	0.1

表 8 - 8　专家权威系数

专家编号	Cs	Ca	Cr
1	0.94	0.9	0.92
2	0.79	1	0.89
3	0.97	1	0.98
4	0.81	1	0.91
5	0.66	0.9	0.78
6	0.84	0.9	0.87
7	0.82	0.9	0.86
8	0.80	0.9	0.85
9	0.89	0.8	0.84
10	0.89	0.9	0.89
11	0.87	0.9	0.88
均值	0.84	0.92	0.88

（二）基于矩阵对偶分析的权重设置

本章采用矩阵对偶法来确定三个模块内各指标的权重（详见附录1）。矩阵对偶分析是对层次分析法（简称 AHP）进行改进后，简化部分应用过程，但保留基本思路与理论依据的分析方法（西平，1998；景英，2002）。矩阵对偶分析的具体计算步骤分三步：首先，引入九分位的比例标度取得专家对三组指标内的两两指标强度判断，具体标度采用 1~9 的整数及其倒数表示，并计算专家咨询结果的几何平均数。其次，将比例标度的几何平均数结果表示为正互反判断矩阵，并计算判断矩阵每行的累积乘积，得到结果 Xa。最后，将结果 Xa 按矩阵的阶数开方得到 Xb，并将 Xb 进行归一化处理，得到结果 Y，Y 即指标的权重值（边东，2003）。

另外，我们还引入一致性指标（CI）、平均随机一致性指标（RI）构成的一致性比率（CR）检验矩阵的一致性，$CR = CI/RI$。1~15 阶判断矩阵的 RI 值详见参考文献（曹茂林，2012）。一致性指标的计算是通过判断矩阵最大特征根与指标数目之差除以指标数目减 1 获得的（$CI = \dfrac{\lambda_{max} - n}{n - 1}$）。经检验，三个模块的指标一致性比率 *CR* 均低于0.1,矩阵的不一致性程度在容许范围之内,不需要再做调整。

经过矩阵对偶分析,我们获得如表8-9所示的指标权重设置。在个体功能模块,个体的日常生活自理能力、认知功能、躯体功能是评估权重最高的三项一级指标,个体的工具性日常生活自理能力、心理健康具有相对较高的权重,个体的患病数量和社会参与的权重相对较低。在照护内容模块,生活照料与健康护理的权重占比较高,家庭支持与精神慰藉有一定权重,临终关怀所占权重比例最低。其中,与实证分析结果相对的是,专家们对生活照料的相对重要性判断高于健康护理,家庭支持的权重比例高于精神慰藉。在照护资源和环境模块,社区医疗服务设施的权重设置较高,与前文实证研究分析结果保持一致。

表8-9　分模块的一级指标权重结果

模块	一级指标	权重
个体功能	日常生活自理能力	0.275
	工具性日常生活自理能力	0.146
	身体活动能力	0.151
	认知功能	0.189
	心理健康	0.104
	患病状况	0.095
	社会参与	0.040
照护内容	生活照料	0.317
	健康护理	0.291
	精神慰藉	0.133
	家庭支持	0.178
	临终关怀	0.080
照护资源与环境	社区养老服务设施	0.335
	社区医疗服务设施	0.665

四、指数构建

(一) 指数构建

为了方便认定老年人的长期照护需求等级和估计老年人群的长期照护需求规模,本章利用个体功能评估模块指标,通过加权综合构建个体功能障碍指数,并以老年人临终前是否需要 6 个月及以上照顾为依据,确定存在长期照护需求的个体功能障碍指数判定标准。

基于前文的指标选取与说明,研究者构建个体功能障碍指数的评价集 v,代表个体功能状况。同时,构建因素集: $u_1, u_2, u_3, u_4, u_5, u_6, u_7$,分别代表日常生活自理能力障碍项数,工具性日常生活自理能力障碍项数、身体活动能力障碍得分、认知功能障碍得分、心理健康亏损得分、慢性病患病项数、社会参与赤字得分。

我们分三个步骤构建个体功能指数:第一步,确定个体功能评估模块的二级指标(如表 8 - 10 所示)。

表 8 - 10 个体功能模块的二级评估指标说明

一级指标	二级指标
日常生活自理能力	穿衣、洗澡、吃饭、上厕所、控制大小便、室内走动的能力
工具性日常生活自理能力	在外面行走、自己购物、做饭、做家务、提起约 10 斤重的东西、上下楼梯、乘坐公共交通工具出行、管理自己钱财的能力
认知功能	一般能力,记忆力,计算力和注意力,反应能力
心理健康	孤独感、安全感
患病状况	高血压,糖尿病,心脏病,中风及脑血管疾病,癌症,帕金森症,痴呆症,慢性支气管炎的患病情况
社会参与	组织参与和娱乐参与
身体活动能力	上肢活动能力、下肢活动能力

第二步,建立单因素的隶属函数。

其中,日常生活自理能力因素的隶属函数如下:

设老年人存在的日常生活自理能力障碍项数为 x_1,取值范围是 $0 \sim 6$,对应的个体功能程度为 y_1,则 $y_1 = x_1/6$。也就是说,如果一位老年人日常生活自理能力障碍项数为 0,则其相应得分为 0,如果一位老年人日常生活自理能力障碍项数为 6,则其相应得分为 1。

同理,设老年人工具性日常生活自理能力障碍项数为 x_2,取值范围为 $0 \sim 8$,对应的个体功能障碍程度为 $y_2 = x_2/8$。

老年人的身体活动能力障碍项数为 x_3,取值范围为 $0 \sim 2$,相应的个体功能障碍程度 $y_3 = x_3/2$。

老年人的心理健康亏损因素得分为 x_5,取值范围为 $0 \sim 10$,相应的个体功能障碍程度为 $y_5 = x_5/10$。

老年人的患病状况因素得分为 x_6,取值范围为 $0 \sim 8$,相应的个体功能障碍程度为 $y_6 = x_6/8$。

老年人的社会参与赤字因素得分为 x_7,取值范围为 $2 \sim 10$,相应的个体功能障碍程度为 $y_7 = x_7/10$。

由于在中文版简易精神状态量表测量过程中,老年人的认知功能得分范围为 $0 \sim 30$,分数越高功能状态越好,临界值为 18 分,得分低于 18 分的老年人被认定为认知功能受损。为了与个体功能障碍指数的评分方向保持一致,我们参考老年健康亏损指数、老年人健康累积赤字指数的构建方法(顾大男,2009;曾毅,顾大男,2014),以认知功能得分为基础,构建认知功能障碍得分 $x_4 = 30 -$ 认知功能得分,取值范围同样为 $0 \sim 30$. 相应的个体功能障碍程度 $y_4 = x_4/30$。

第三步,根据前文确定的权重,构建个体功能指数 y。

$y = 0.275 \times y_1 + 0.146 \times y_2 + 0.151 \times y_3 + 0.189 \times y_4 + 0.104 \times y_5 + 0.095 \times y_6 + 0.04 \times y_7$

该指数的取值范围在 0～1。

（二）截断点设置与评估价值检验

作为一个探索性的指数，其评分截断点的设置需要以前人研究为基础，参考当前的成熟量表与指数设置。参考 Dijkstra 等人（2005）对照护依赖量表（Care Dependency Scale）诊断效率和截断值界定的研究，本章以 Barthel 指数评估作为金标准。Barthel 指数值低于 40 分的个体，本章视之为存在严重功能障碍并具有较高长期照护需求。

构建个体功能障碍指数的目的之一，在于估计老年人的长期照护需求。为了在不遗漏案例的情况下识别老年人的功能障碍状况，我们可以采用排除截断点（rule－out cut－off point）的方法来确定。在这种情况下，假阳性结果也不会对被评估者造成严重后果。基于此，本章利用 CLHLS 2011 年横截面调查数据（N＝7 242），绘制个体功能障碍指数的受试者工作特征曲线（以下简称 ROC 曲线），一方面确定个体功能障碍指数的截断值，另一方面检验该截断值的灵敏度、特异度、阳性预测值、阴性预测值（Dijkstra et al.，2005；薛阳阳，2015）。

ROC 曲线的横轴显示判定标准的假阳性概率（False positive rate），纵轴显示真阳性概率（True positive rate），曲线下的面积（AUC）代表预测准确性程度。AUC 值越大、越接近于 1，说明诊断的准确性越高。AUC 在 0.9 以上时准确性较高，在 0.7～0.9 时准确性可以接受。图 8－1 显示了本章的 ROC 曲线结果。该结果显示 ROC 曲线下的面积，也就是个体功能障碍指数的 AUCROC 为 0.984，表明该指数对于个体功能障碍程度的评估价值良好。

表 8－11 显示了个体功能障碍指数的截断值在 0.6～0.66 区间时，个体功能障碍指数评估老年人长期照护需求的灵敏度、特异度等表现。对于该指数的真实性评价，由灵敏度和特异度构成的约登指数，也称作正确诊断指数（灵敏度＋特异度－1）结果表达。结果显示，截断值定位 0.63 或者

0.64 时,指数的正确诊断性最高。另外,对于一个阳性预测结果而言,阳性似然值(LR+)越大,预测越准确;对于阴性预测结果而言,阴性似然值(LR⁻)越小,则预测越准确(Henderson,1993)。比较0.63与0.64的LR⁺,LR⁻值的大小,我们选择0.64作为该指数的截断值。

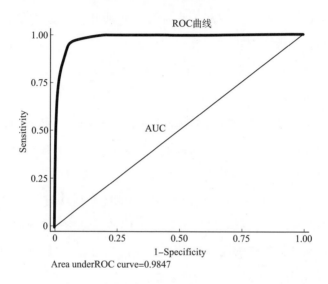

Area underROC curve=0.9847

图 8 - 1   个体功能障碍指数与 Barthel 指数的 ROC 曲线

表 8 - 11   个体功能障碍指数评估老年人长期照护需求的截断值设置

截断值	灵敏度	特异度	约登指数	LR⁺	LR⁻
0.6	98.87%	87.56%	0.86	7.95	0.01
0.61	97.74%	89.37%	0.87	9.19	0.03
0.62	96.98%	91.1%	0.88	10.90	0.03
0.63	96.98%	92.4%	0.89	12.77	0.03
0.64	95.85%	93.62%	0.89	15.02	0.04
0.65	93.21%	94.68%	0.88	17.53	0.07
0.66	90.19%	95.97%	0.86	20.43	0.10

第 九 章

讨论与总结

随着上海、青岛、成都等地长期照护保险试点成效的初步显现,中国长期照护保险制度建设进程加快。在试点经验总结过程中,长期照护需求评估标准不统一的问题引起广泛关注。预计随着试点范围的不断扩大,这一制度设计与实践的分歧可能会进一步加剧,进而影响制度设计的公平与效率。为了应对此问题,本书将政策实践难题与实证研究紧密结合,关注长期照护需求的量化规律,开展长期照护需求评估指标研究,以期为长期照护保险制度的完善提供实证依据。

一、主要工作与结果回顾

总体而言,本书开展三阶段研究,从理论、实践与实证三方面对中国老年人长期照护需求评估问题展开深入分析。在理论探讨层面,本书对老年人长期照护需求的要素与影响因素进行分析,建立了长期照护需求评估的整体分析框架,为后续开展中国老年人长期照护需求评估指标实证研究奠定了基础。在实践总结层面,本书具体阐述了国内外长期照护需求评估实践的历史演变与发展现状,并深入探讨各国家和地区长期照护需求评估工具的特征与局限,总结各国家和地区长期照护需求评估指标选取与调整的经验,为建立中国老年人长期照护需求评估指标体系奠定基础。在实证分析层面,本书利用大型调查数据分析长期照护需求评估指标在中国老年人群中的有效性、可靠性和适用性,并在综合分析的基础上构建了中国老年人长期照护需求评估指标体系。具体而言,本书得到以下研究结论,为建设以"需求为导向"的长期照护服务体系提供一定参考。

第一,各国的长期照护需求评估方案在工具选择、经济条件限制、结果分级等方面存在较大差异。这些评估方案的差异不仅出于制度筹资模式的差异,也与各国不同的人口老龄化程度、医疗保障体系、长期照护服务供给系统、家庭照护文化以及经济发展水平等密切相关。不过,各国在长期照护需求评估改革过程中都经历了评估标准统一化、内容综合化、分级细致化、机构独立化的过程,并在一定程度上提升了长期照护制度覆盖人群的"广度"和提供服务支持的"深度"。这些改革经验值得中国借鉴和参考。

第二,当前的中国的长期照护需求评估方案主要有简易操作、多维评估和综合评估三种类型。这些方案基本上能够筛选出中、重度失能老年人,并为他们提供一定服务或资金补贴。但各类评估方案关于失智老人的评估标准尚无定论,且较多依赖医疗护理评估,存在因路径依赖而出现准入门槛过高、偏重医疗护理服务等风险。结合国际经验与中国国情,本书提出建设中国长期照护需求评估制度的短、中、长期目标与规划。在短期之内,我们需要制定统一的、综合性的评估方案,以推进保险制度与评估制度的建立;中期来看,需要发展精细评估,以实现精准化服务供给;长期发展目标在于通过动态评估监测,实现资源均衡配置与可持续性发展。基于此,本书的长期照护需求评估主要实现三个目标:综合评估个体的内在能力与功能发挥状态;考虑需求评估与照护服务计划制订的衔接;兼顾资源环境的可得性。

第三,现有用来评估个体多层次长期照护需求的指标主要有四个维度,即个体信息、个体功能、照护内容、照护资源与环境。其中,个体信息如人口学信息、社会经济状况等是影响长期照护需求的诱发因素,也是评估的基本内容。个体功能,包括内在能力和功能发挥,如心理健康、患病状况和日常生活自理能力、社会参与等,是长期照护需求产生的客观因素,也是长期照护需求评定与分级的核心。照护内容,包括个体表达的主观需求与服务利用等因素,是长期照护服务实践研究过程中常考察的内容,能够直接反映出个体的主观需求并与服务项目相联系。照护资源与环境是产生与满足长期照护需求的使能因素,通过改善环境、提高服务与支持的可及性,加强功能衰退的预防与早期康复,能减缓个体长期照护需求增长的进程。

第四,我们将与老年人照护依赖时长和主观生活满意度显著相关的个体功能、照护内容和照护资源与环境维度的评估指标纳入评估指标体系。具体而言,个体功能维度,个体的日常生活自理能力、工具性日常生活自理能力、认知功能、身体活动能力、心理健康、患病状况及社会参与指标能够有效评估个体的长期照护需求。在照护内容方面,个体的健康护理服务、精神慰藉服务利用显著影响个体照护依赖时长及主观生活满意度。在照护资源与环境方面,社区的医疗服务设施的可得性与个体照护依赖时长和主观生活满意度显著相关。

第五,与前文提出的评估目标对应,本书提出模块化的长期照护需求评估指标体系。一是以评估个体长期照护需求等级为目标,构建个体功能模块,综合评估个体的内在能力与功能发挥,是评估的核心模块。二是以为个体长期照护服务计划制订提供参考为目标,构建照护内容模块,评估个体表达的明确指向具体长期照护服务项目的需求情况,涉及生活照料、健康护理、精神慰藉、家庭支持(照护者支持)、临终关怀五方面专业服务内容,是评估的辅助模块。三是以评估长期照护资源可得性为目标,构建照护资源和环境模块,该模块关注个体与环境的互动,涉及个体当前居住环境内的照护服务设施的可及性、可得性,是评估的辅助模块。四是通过构建个体功能指数,整合了个体维护内在能力、维持活动能力、保有自主性与社会参与以及提高生活质量的多层次需求评估内容。

二、主要创新点

在上述工作中,比较重要的创新点有以下几处。

首先,本书首次提出长期照护需求层次理论假设与量化设计。该理论指导我们全面认识个体长期照护需求内涵、结构与发展过程,有效指导评估研究,也深化了我们对健康老龄化理念的认识,为该领域的后续研究奠定了基础。

其次,本书构建了适用于中国国情的模块化长期照护需求评估指标体系。围绕长期照护需求的分级、服务对接及资源连接设置不同评估模块,不仅丰富了长期照护需求量化方式,也便于指导实践。

再次,本书首次分析了多层次长期照护需求指标在评估老年人长期照护需求方面的显著性与可靠性,并检验评估指标在不同城乡区域、不同性别老年人群中的稳健性,为指标体系的构建提供可靠的实证依据。

最后,本书首次将 Tobit 回归模型和随机效应模型引入长期照护需求评估指标筛选研究之中,分别应用其对因变量的适用性和因果推断的专长,提高了分析过程的稳健性。

三、研究展望

虽然本书在中国老年人长期照护需求评估指标构建方面取得了一些有价值的研究结果,但受限于实证数据,本书在某些方面未能够开展进一步的深入研究。在已有研究基础上,未来的研究还可以作出如下改进。

第一,地区差异性有待进一步检验。尽管本书利用全国性的代表数据检验了评估指标的信效度,且检验了评估指标信效度在城乡之间和男性、女性之间的稳健性,但是,当前的长期照护保险试点经验显示,评估的差异不仅在于城乡与性别,还在于地区的制度差异、理念差异和资源禀赋差异。要推进评估指标体系的适用性,还需要结合试点地区的经验数据进一步检验地区差异对评估信效度的影响。

第二,时间维度的长期照护需求层次理论假设有待进一步研究论证。本书尝试通过实证研究验证了个体层面的长期照护需求层次,以及个体与环境互动对长期照护需求评估的影响。但对于长期照护需求变化轨迹的研究有待深入。这样将有助于深化长期照护需求层次的时间维度理论。

第三,综合评估的应用还需要更多调查数据与实践资料的检验。国际研究常采用最小数据集、决策树等方法进行评估指标筛选和验证及服务计划的制订,但囿于数据资料的可得性与调查资源的有限性,我们尚不能够细致分析个体的长期照护需求与服务计划之间的对应关系,综合评估的应用还需要更多服务实践资料的支持。

参考文献

中文文献

[1]拜争刚,齐铱,杨克虎,等.循证社会科学的起源、现状及展望[J].中国循证医学杂志,2018,18(10):1118-1121.

[2]拜争刚,吴淑婷,齐铱.循证理念和方法在中国社会工作领域的应用现状分析[J].社会建设,2017,4(4):57-66.

[3]曹茂林.层次分析法确定评价指标权重及Excel计算[J].江苏科技信息,2012(2):43-44.

[4]蔡双霞,郑云慧,赵敏,等.养老机构失能老年人照护服务供需匹配研究[J].中国实用护理杂志,2016,32(27):2134-2138.

[5]曹培叶,肖玲,肖明朝,等.护理院失能老年人长期照护需求的质性研究[J].国际护理学杂志,2018,37(7):893-897.

[6]曹培叶.护理院失能老年人长期照护需求评估问卷的编制及信效度检验[J].护理学杂志,2018,33(12):88-92.

[7]柴倩文.天津市城区老年居家养老服务需求及影响因素分析[J].中国实用护理杂志,2014,30(11):1-4.

［8］陈晨，黄万丁．日本长期护理保险制度的经验与启示［J］．中国卫生政策研究，2016，9（2）：17－21．

［9］陈诚诚．韩国长期护理保险制度、政策过程及其对我国的启示［J］．桂海论丛，2015，31（1）：82－86．

［10］陈诚诚．德国长期照护保险制度的特色及改革动态［J］．中国医疗保险，2014（12）：68－70．

［11］陈诚诚．老年人长期照护等级评估工具发展综述［J］．中国医疗保险，2017（4）：8－11．

［12］陈鹤．长期照护服务筹资：国际经验和中国实践的启示［J］．医学与哲学，2014（17）：15－27，29．

［13］陈俊羽,徐桂华,杨敏．机构养老长期照护评估体系现状研究［J］．护理研究，2015（34）：4230－4231．

［14］陈俊羽．基于老年人需求的社区日间照料中心养老服务内容及其影响因素的研究［D］．南京：南京中医药大学，2016．

［15］陈蕾．长期护理保险需求影响因素研究［D］．上海：复旦大学，2012．

［16］陈凌玉．中美社区养老服务需求比较及对策研究——以 Idaho Ⅲ区和杭州市下城城区为例［D］．杭州：杭州师范大学，2012．

［17］陈灵肖,谢伟．农村老年人生活满意度及影响因素分析——基于浙江省台州市的调查［J］．社会福利（理论版），2015（10）：48－52．

［18］陈柳柳．养老机构失能老人护理服务需求调查研究［J］．护理与康复，2016，15（6）：531－535．

［19］陈璐,刘绘如．日本长期护理保险制度的改革及启示——基于资金的"开源"与"节流"视角［J］．理论学刊，2016（6）：69－74．

［20］陈龙．北京市老年人生活满意度及其影响因素研究［D］．北京：首都经济贸易大学,2015．

［21］陈申,崔焱,李现文,等. 养老机构失能老人日常生活活动需求未满足状况调查［J］. 护理学杂志, 2017, 32(11):70 - 73.

［22］陈伟,黄洪. 长期照护制度中的"绩效同构"与"风险共担":一个"协同治理"的解释框架［J］. 浙江学刊, 2017(2):21 - 29.

［23］陈颖. 不同失能程度老年人居家养老照护服务项目需求调查［J］. 中国实用神经疾病杂志, 2016, 19(1):38 - 40.

［24］成红磊. 社会参与对老年人生活满意度的影响［J］. 老龄科学研究,2016,4(5):20 - 28.

［25］程冉. 养老机构老年人照护需求评估的实证研究［D］. 济南:山东大学, 2017.

［26］程书栋,王莹,张会君,等. 经济落后地区半自理老人对长期照护需求的质性研究［J］. 锦州医科大学学报, 2017, 38(5):79 - 83.

［27］代凯,黄至辉,陈宪泽,等. 我国城镇老年群体健康管理与长期照护模式研究［J］. 卫生软科学, 2017, 31(9):14 - 18.

［28］戴卫东. 抓好两个阶段三个关键建立长护保险［J］. 中国医疗保险, 2016(3):33 - 34.

［29］邓文燕. 重庆市以居家为基础的城乡失能老年人长期照护需要研究［D］. 重庆:重庆医科大学, 2018.

［30］邓雪,李家铭,曾浩健,等. 层次分析法权重计算方法分析及其应用研究［J］. 数学的实践与认识, 2012,42(7):93 - 100.

［31］董君. 层次分析法权重计算方法分析及其应用研究［J］. 科技资讯, 2015, 13(29):218,220.

［32］丁一,吕学静. 发达国家老年人长期照护制度研究综述——兼论中国老年人长期照护制度的对策［J］. 学术论坛, 2013, 36(12):120 - 128.

［33］丁一. 我国失能老人长期照护模式构建研究［D］. 北京:首都经济贸易大学, 2014.

[34]董永海,毛向群,刘磊,等.中国老年期痴呆患病率 Meta 分析[J].中国公共卫生,2014,30(4):512-515.

[35]杜鹏,董亭月.促进健康老龄化:理念变革与政策创新——对世界卫生组织《关于老龄化与健康的全球报告》的解读[J].老龄科学研究,2015,(12):3-10.

[36]杜鹏,王永梅.全面小康社会与老年长期照护:问题与对策[J].中国民政,2016(17):19-21.

[37]杜鹏,尹尚菁.中国老年人长期照护需求的现状与变化[M].全国老年照护服务高峰论坛论文集.浙江长兴,2010,55-68.

[38]杜鹏,董亭月.老龄化背景下失智老年人的长期照护现状与政策应对[J].河北学刊,2018,38(3):165-170+175.

[39]杜鹏,尹尚菁.中国老年人长期照护需求的现状与变化[C].全国老年照护服务高峰论坛,2010.

[40]杜鹏,翟振武,陈卫.中国人口老龄化百年发展趋势[J].人口研究,2005,29(6):90-93.

[41]冯麒婷.国外长期照护保险计划比较分析——以日本、德国为例[D].北京:中国社会科学院研究生院,2012.

[42]冯雅楠,王玉环,侯蔚蔚.援疆居家汉族失能老年人长期照护需求及影响因素分析[J].重庆医学,2013,42(14):1614-1617.

[43]高矗群.西南少数民族农村居家老人照护服务需求[J].中国老年学杂志,2018,38(4):951-954.

[44]高春兰,陈立行.护理保险的给付制度研究——兼评长春市失能人员医疗照护保险制度[J].长春理工大学学报(社会科学版),2015(7):66-70.

[45]高春兰,果硕.韩国老年长期护理保险制度实施现状及其改革动态[J].中国民政,2016(7):58-59.

［46］高春兰,果硕. 老年长期护理保险给付对象的等级评定体系研究——以日本和韩国经验为例［J］. 社会建设, 2016, 3(4):25 – 33.

［47］高菊兰. 上海:倾力打造老年人照料需求评估体系［J］. 社会福利, 2006(7):12 – 13.

［48］顾大男,曾毅. 中国老年健康长寿跟踪调查数据质量评估. 中国高龄老人健康长寿影响因素［M］. 北京:北京大学出版社, 2004.

［49］桂世勋. 应对老龄化的养老服务政策需要理性思考［J］. 华东师范大学学报:哲学社会科学版, 2017, 49(4):83 – 89 + 168.

［50］郭秀云. 上海老年人口失能水平与平均照料时间研究——基于多个数据来源的考察［J］. 南方人口, 2019, 34(3):1 – 12.

［51］国际阿尔茨海默症协会. 2006 年全球阿尔茨海默症报告［R］. 2006.

［52］国际阿尔茨海默症协会. 2015 年全球阿尔茨海默症报告［R］. 2015.

［53］韩寒,张士昌. 德国长期护理保险:现状、问题与启示［J］. 劳动保障世界, 2016(20):9 – 10.

［54］韩蕊,汤哲,李耘,等. 北京市老年人认知功能及影响因素调查研究［J］. 疑难病杂志,2017(3):226 – 229.

［55］何帆. 国际化居民评估工具及其在长期照护中的应用［J］. 协和医学杂志, 2016, 7(2):132 – 125.

［56］何帆. 以标准化老年综合评估为基础的居家养老研究:北京案例［D］. 北京:中国社会科学院研究生院, 2017.

［57］何贵蓉,何文俊. 老年人长期照护需求及影响因素［J］. 中国老年学杂志, 2015(18):5298 – 5299.

［58］和红. 国外社会长期照护保险制度建设经验与启示——基于韩国、日本和德国的比较研究［J］. 国外社会科学, 2016(2):39 – 41.

[59]胡宏伟,李延宇,张澜.中国老年长期护理服务需求评估与预测[J].中国人口科学,2015(3):79-89+127.

[60]胡宏伟,李延宇.我国老年长期照护保险筹资、补偿水平优化设计研究——兼论老年照护保险框架设定[J].河北大学学报:哲学社会科学版,2017,42(5):117-128.

[61]胡宏伟,李延宇,张楚,等.社会活动参与、健康促进与失能预防——基于积极老龄化框架的实证分析[J].中国人口科学,2017(4):87-96+128.

[62]胡娟.上海市不同老年群体居家养老服务需求与对策研究[D].上海:上海社会科学院,2008.

[63]胡耀岭,张苗苗.中国长期照护养老服务供需平衡研究[J].长安大学学报(社会科学版),2018,20(3):76-84.

[64]胡以松.我国痴呆流行病学调查现况[J].内科理论与实践,2015(2):80-86.

[65]黄枫,吴纯杰.基于转移概率模型的老年人长期护理需求预测分析[J].经济研究,2012(s2):119-130.

[66]黄俊辉.农村社会养老服务需求评估——基于江苏1051名农村老人的问卷调查[J].中国农村观察,2014(4):29-41.

[67]黄俊辉.需求评估:构建社会养老服务体系的关键环节[J].老龄科学研究,2014(8):52-58.

[68]黄文静.社会学视角下老年人的医疗和照顾需要研究[J].中国全科医学,2017,20(7):842-851.

[69]江海霞,郑翩翩,高嘉敏,等.老年长期照护需求评估工具国际比较及启示[J].人口与发展,2018(3):67-75+86.

[70]姜向群,刘妮娜,魏蒙.失能老年人的生活状况和社区照护服务需求研究[J].老龄科学研究,2014(7):30-36.

［71］姜向群,魏蒙．中国高龄老年人日常生活自理能力及其变化情况分析［J］．人口与发展,2015,21(2):92－100.

［72］蒋阿凤,潘金洪．2011—2050年中国失能老人照护需求分析——基于全国第六次人口普查主观失能数据测算［J］．医药前沿,2013,(34):156－157.

［73］金琳．社会居家养老服务需求及服务推进机制研究——基于杭州市的实证分析［D］．杭州:浙江工业大学,2010.

［74］金敏洁．上海市某辖区居民养老服务需求评估维度开发的德尔菲法研究［J］．中华全科医师杂志,2017,16(5):372－375.

［75］景英．教育评价理论与实践［M］．长春:东北师范大学出版社,2002.

［76］景跃军,李涵,李元．我国失能老人数量及其结构的定量预测分析［J］．人口学刊,2017,39(6):81－89.

［77］孔凡磊,艾斌,王硕,等．城市老年人的社会经济地位、精神健康与长期照护需求之关系研究——以中国吉林省延吉市为例［J］．延边教育学院学报,2014(1):24－28.

［78］孔凡磊,艾斌,星旦二．西藏城市老年人长期照护需求问题研究［J］．中国藏学,2014(1):173－182.

［79］李昂,殷淑琴,徐勇,等．2010—2030年中国老年期痴呆的预测［J］．中国老年学杂志,2015,35(13):3708－3711.

［80］李昂．2010—2050年中国老年痴呆的预测研究［D］．苏州大学,2015.

［81］李冬梅,赵涓淇,赵定东．基于东亚福利模式的中日韩老年人长期照护体制比较研究［J］．社会工作与管理,2014,14(4):48－56.

［82］李格,沈渔邨,陈昌惠,等．简易精神状态检查表在不同人群中的试测研究［J］．中国心理卫生杂志,1989(4):148－151.

[83]李国红,陈洪涛,吴成伟. 老年护理服务规划研究国际经验及对我国的启示[M]. 中国卫生经济学会第十八次年会论文集,北京:2015:57-62.

[84]李骥志. 芬兰推进"精准养老服务"[J]. 半月谈,2016,10:86-88.

[85]李君,李婉玲,王静. 老年综合健康评估在长期照护标准化中的应用[J]. 当代护士(上旬刊),2017(6):156-157.

[86]李磊,李峰,马颖,等. 安徽农村社区老年痴呆症患病率调查[J]. 中华疾病控制杂志,2011,15(4):292-294.

[87]李强,厉昌习,岳书铭. 长期照护保险制度试点方案的比较与思考——基于全国15个试点地区的比较分析[J]. 山东农业大学学报(社会科学版),2018,20(2):23-30.

[88]李漫漫,付轶男,吴茂春,等. 老年人日常生活活动能力与认知功能的相关性研究[J]. 护理研究,2018,32(11):1749-1752.

[89]李伟峰,原翠娇. 老年人长期照护需求及影响因素研究[J]. 山东社会科学,2015(12):67-72.

[90]李玮彤. 老年人照护需求综合评估研究现状及进展[J]. 中国全科医学,2018,21(27):3290-3295.

[91]李幼平,李静,孙鑫,等. 循证医学在中国的发展:回顾与展望[J]. 兰州大学学报(医学版),2016,42(1):25-28.

[92]李志宏. 长期照护保障制度建设的路径选择[J]. 中国民政,2016(17):22-23.

[93]理查德·蒂特马斯,江绍康. 蒂特马斯社会政策十讲[M]. 吉林:吉林出版集团有限责任公司,2015:9-16.

[94]梁鸽. 老年人长期照护需求评估工具的研究进展[J]. 蚌埠医学院学报,2015,40(6):144-145.

[95]梁燕,梁鸿,马志恒．我国老年长期照护保障的模式选择和制度设计[J]．中国民政,2016(17):16-18.

[96]林艳．长期照护≠长期+照护[J]．人口与发展,2009,15(4):60-63.

[97]林艳．构建中国老年人长期照料体系[D]．北京:中国人民大学,2007.

[98]刘敏．基于需求导向的南京市鼓楼区养老服务设施规划研究[D]．南京:南京工业大学,2014.

[99]刘娜娜．养老机构老年人护理需求评估指标体系构建[D]．济南:山东大学,2016.

[100]刘亚慧,朱米霞,方佳倩,等．需求视角下医养结合机构养老模式的比较研究——以温州市为例[J]．劳动保障世界,2017(15):19-21.

[101]刘亚娜,何达基．美国长期照护服务与支持体系受益分析及对中国的启示——从美国医疗补助视角考察[J]．理论月刊,2015(12):173-179.

[102]刘扬,李柏江．公民的社会参与对生活满意度的影响研究[J]．大众文艺,2018(18):247.

[103]刘晔翔,罗力,邓海巨,等．普陀区老年人长期照护服务需求及其影响因素分析[J]．中国卫生资源,2016(1):70-73.

[104]刘莹昕,刘飒,王威尧．层次分析法的权重计算及其应用[J]．沈阳大学学报(自然科学版),2014,26(5):372-375.

[105]刘宇,张素,陈鹏,等．InterRAI家庭照护评估工具在社区居家老年人综合评估与照护需求分析中的初步应用[J]．中国护理管理,2016,16(11):1448-1452.

[106]柳翠,余洋．日本长期护理保险制度研究综述[J]．现代商贸工业,2016,(1):201-202.

［107］楼正渊,冯晓丽,徐璟,等．基于能力评估的城市养老机构入住老年人服务需求调查［J］．中华老年病研究电子杂志, 2016, 3（4）: 17－22.

［108］陆洲．基于需求匹配的社区养老服务供给方案设计研究［D］．北京:北京城市学院, 2014.

［109］吕国营,周万里．长期照护,何为长期？［J］．中国民政, 2016（17）:28－30.

［110］吕学静,丁一．国外老年人长期照护制度研究述评［J］．山西师大学报:社会科学版, 2014（1）:65－70.

［111］吕学静．建立适应我国国情的长期照护保险制度［J］．中国医疗保险, 2015（11）:8－10.

［112］吕学静．我国失能老人照护保险的缺失与应对［J］．中国医疗保险, 2013（12）:14－16.

［113］马斯洛,许金声．动机与人格［M］．北京:华夏出版社, 1987:76－78.

［114］马斯洛,许金声．自我实现的人［M］．北京:生活·读书·新知三联书店出版社, 1987:155－158

［115］潘金洪,帅友良,孙唐水,等．中国老年人口失能率及失能规模分析——基于第六次全国人口普查数据［J］．人口与社会, 2012, 28（4）: 3－6.

［116］彭国华．中国地区收入差距、全要素生产率及其收敛分析［J］．经济研究, 2005（9）:19－29.

［117］彭培培．失能老人照护需求及质量评价体系构建研究［D］．北京:中国人民解放军总医院医学院, 2015.

［118］钱军程,陈育德,饶克勤,等．中国老年人口失能流行趋势的分析与建议［J］．中国卫生统计, 2012, 29（1）:6－9.

[119]秦建国．德国长期护理保险经验对我国的启示[J]．中国社会保障，2018(4):79-81．

[120]清华大学老年学研究中心．老年长期照护体系的规划与发展[J]．社会福利，2010(4):31-32．

[121]饶朝龙,朱继民．预防医学[M]．上海:上海科学技术出版社，2017:114-125

[122]任涛．农村失能老人长期照护服务供给与需求研究——以X社区为例[D]．济南:山东大学,2016．

[123]申正付,杨秀木,贺庆功．中国老年人长期照护服务需求现状及其长期照护服务策略[J]．中国老年学杂志，2014，34(3):841-843．

[124]师亚,王秀华,杨琛,等．老年长期照护分级综合评价模型指标体系的初步建立[J]．中国实用护理杂志，2018，34(8):613-620．

[125]师亚．老年长期照护综合评价模型指标体系建立及实证研究[J]．护理管理杂志，2018，18(4):237-243．

[126]施巍巍,刘一姣．德国长期照护保险制度研究及其启示[J]．商业研究，2011，(3):98-105．

[127]石小盼．辽宁省农村养老机构失能老人长期照护需求及影响因素研究[D]．锦州医科大学，2017．

[128]史秀莲．城市化进程中失地老人居家养老需求与对策研究[D]．南京农业大学，2015．

[129]孙亚．社会参与、孤独感与老年人主观幸福感的关系研究[D]．济南:山东大学,2019．

[130]宋岳涛．老年医学的核心技术——老年综合评估[J]．中国现代医生，2012，50(23):9-11．

[131]孙洁．长期护理保险受益资格评估机制探析[J]．中国医疗保险，2018(9):13-7．

［132］孙金明．中国失能老人照料需求及照料满足感研究——基于中国老年健康影响因素跟踪调查［J］．调研世界，2018（5）：25－31．

［133］孙鹃娟．中国老年人的照料需求评估及照料服务供给探讨［J］．河北大学学报：哲学社会科学版，2017，42（5）：129－137．

［134］孙文灿．基本养老服务制度框架初探［J］．中国民政，2016（20）：31－33．

［135］孙欣然．基于基本能力状态的养老照护评估指标体系研究［D］．上海：中国人民解放军海军军医大学，2018．

［136］孙正成．需求视角下的老年长期护理保险研究——基于浙江省17个县市的调查［J］．中国软科学，2013（11）：73－82．

［137］T B 乌斯顿．世界卫生组织失能评定量表手册［M］．毕胜，译．北京：人民卫生出版社，2016．

［138］谭睿．日本老年人长期照护政策的变迁及其借鉴［J］．社会福利（理论版），2017（8）：27－30．

［139］谭睿．日本长期照护保险制度实践及启示［D］．长沙：湖南师范大学，2016．

［140］谭睿．中国台湾失智老年人长期照护策略及其借鉴意义［J］．老龄科学研究，2017，5（3）：61－57．

［141］汤哲，孟琛，董惠卿，等．北京城乡老年期痴呆患病率研究［J］．中国老年学杂志，2002，22（4）：244－246．

［142］唐钧，冯凌．完全失能老人长期照护保险研究［J］．江苏社会科学，2015（3）：10－13．

［143］唐钧．创建长期照护保障制度的政策思路［J］．中国社会工作，2016（23）：22－23．

［144］唐钧．建立合乎中国国情的失能老人长期照护补贴制度研究［J］．中国公共政策评论，2014，8（00）：70－92．

［145］唐钧．建立长期照护保险制度［J］．北京观察，2017（1）：10－16.

［146］唐钧．健康社会政策视域中的老年服务、长期照护和"医养结合"［J］．中国公共政策评论，2018，14（1）：16－32.

［147］唐钧．失能老人护理补贴制度研究［J］．江苏社会科学，2014（2）：75－82.

［148］唐龙花．养老机构老年人养老服务需求的质性研究［J］．中国实用护理杂志，2015，31（21）：16－25.

［149］唐玉磊．褥疮护理新进展［J］．中国老年保健医学，2007（4）：143－144.

［150］田思禹．建立以需求为导向的长期护理保险制度［D］．上海：上海社会科学院，2018.

［151］田杨．日韩老年长期照护保险政策对我国的启示［J］．老龄科学研究，2014（1）：72－80.

［152］童峰，庄世龙，张洪嘉．社会科学实践研究的新方向：循证实践［J］．重庆工商大学学报（社会科学版），2017，34（5）：83－87.

［153］童立纺．养老机构老人入住评估指标体系的研制［D］．重庆：重庆医科大学，2015.

［154］王博．老年患者自主性感知现状及影响因素研究［D］．太原：山西医科大学，2017.

［155］王常颖，陈多，谢春艳，等．上海市某城区居家老人照护需求评估现状及进展［J］．中国卫生资源，2018，21（6）：529－532.

［156］王迪．长期护理保险体制的国际比较——基于德国、日本和美国模式的绩效评价［D］．上海：复旦大学，2014.

［157］王菲．国外长期照护保险制度的模式比较研究［J］．北京市工会干部学院学报，2016，31（1）：48－54.

[158]王国庆,赖小星．国际居民评估工具长期照护机构评估和干预对老年慢性病患者生活质量和自护能力的影响[J]．解放军护理杂志,2017,34(12):27-30.

[159]王华丽,于欣．中国阿尔茨海默病的流行病学现状[J]．中华全科医师杂志,2006,5(6):358-360.

[160]王静．论上海探索构建养老服务需求评估体系的定位和作用[D]．上海:复旦大学,2005.

[161]王凯．德国长期照护保险制度概述及对我国的启示[J]．科技经济市场,2015(7):94-96.

[162]王敏,刘宇,陈鹏,等．北京市城市社区空巢老人健康状况综合评估与居家养老服务需求的研究[J]．中国实用护理杂志,2014,30(20):19-23.

[163]王倩．山东省老年人孤独感和生活满意度的关系探究[D]．济南:山东大学,2019.

[164]王硕,井坤娟,戎艳琴,等．美国养老机构老年人服务需求评估现状及对我国的启示[J]．护理学杂志,2016,31(4):97-101.

[165]王雪辉．老年人长期护理服务需求影响因素研究——基于河南省的抽样调查[J]．调研世界,2016(3):32-36.

[166]王玉环,黄方超．应用层次分析法确定社区——居家式老年人长期照护评价指标权重[J]．中国老年学杂志,2013,33(11):2616-2619.

[167]王玉环,刘素香．福利多元主义视角下老年人长期照护政策研究[J]．中国护理管理,2012,12(5):93-96.

[168]王章安．南宁市养老机构入住老人服务需求及供给现状[J]．中国老年学杂志,2015(20):5819-5820.

[169]王征宇,张明园．中文版简易智能状态检查(MMSE)的应用[J]．上海精神医学,1989(3):108-111.

［170］魏蒙,王红漫,王晓军．中国不同特征老年人失能轨迹差异分析［J］．中国公共卫生,2017,33(12):1689 – 1692.

［171］位秀平,吴瑞君．中国老年人的社会参与对死亡风险的影响［J］．南方人口,2015,30(2):57 – 69.

［172］文顺菊．我国失能老人的照护需求与照护成本测算——基于2013 年 CHARLS 全国基线大调查［D］．成都:西南财经大学,2016.

［173］邬沧萍,姜向群．老年学概论．第 2 版［M］．北京:中国人民大学出版社,2011:47 – 49.

［174］巫锡炜．中国高龄老人残障发展轨迹的类型:组基发展建模的一个应用［J］．人口研究,2009(4):54 – 67.

［175］吴敏．基于需求与供给视角的机构养老服务发展现状研究［D］．济南:山东大学,2011.

［176］吴传深,周东丰,Como P,等．中国版简易精神状态检查表在中国农村地区的适用性［J］．中国心理卫生杂志,2002,16(4):242 – 245.

［177］吴玉韶,王莉莉．中国养老机构发展研究报告［M］．北京:华龄出版社,2015.

［178］吴玉韶．中国老龄产业发展报告［M］．北京:社会科学文献出版社,2014:29 – 32.

［179］伍小兰,刘吉．中国老年人生活自理能力发展轨迹研究［J］．人口学刊,2018,40(4):59 – 71.

［180］伍小兰,刘吉,董亭月．中国老年人生活自理能力的纵向动态研究［J］．老龄科学研究,2018(1).

［181］武汉:评估意见作为政府购买服务依据［J］．中国招标,2018(16).

［182］西平．教育评价词典［M］．北京:北京师范大学出版社,1998.

［183］徐富海,李志宏,王川妹,等．建章立制开新局——老年人长期

照护保障制度的理论、实践、趋势——长期照护保障制度的三个层次与整体性[J].中国民政,2016,(17):11-15.

[184]徐萍.南昌市社区居家失能老人长期照护需求与分级照护内容的探究[D].南昌:南昌大学,2015.

[185]薛阳阳.中文版照护依赖量表的构建及在老年人衰弱研究中的初步应用[D].温州:温州医科大学,2015.

[186]闫勇.徐州市长期照护需求及其影响因素研究[J].安徽职业技术学院学报,2017,16(4):25-27.

[187]姚文,刘小芹,冯学山.社区脑卒中患者的日常生活能力与长期照料需求研究[J].中国初级卫生保健,2009,23(5):22-24.

[188]杨菊华,王苏苏,杜声红.中国长期照护保险制度的地区比较与思考[J].中国卫生政策研究,2018,11(4).

[189]杨克虎.循证社会科学的产生、发展与未来[J].图书与情报,2018(3):1-10.

[190]杨敏,陈俊羽,徐桂华.我国老年人分级照护研究进展[J].中华现代护理杂志,2016,22(10):1333-1336.

[191]杨明旭.中国老年人失能率变化趋势及其影响因素研究——基于2000—2006和2010SSAPUR数据的实证分析[J].人口与发展,2018,24(4):99-108.

[192]杨明旭.中国人口多属性预测研究暨失能老人长期照护政策仿真[D].杭州:浙江大学,2016.

[193]杨楠,胡守忠,贾萍.国外长期照护保险计划比较分析——以德国、日本为例[J].劳动保障世界,2013,(4):75-76.

[194]杨沛然.国外长期照护保险制度比较及其对中国的启示——以德国,日本,荷兰,美国,英国为例[J].劳动保障世界,2017,(20):0-10.

[195]杨沛然．国外长期照护保险制度比较及其对中国的启示——以德国、日本、荷兰、美国、英国为例[J]．劳动保障世界，2017，(20):12.

[196]杨文登,叶浩生．社会科学的三次"科学化"浪潮:从实证研究、社会技术到循证实践[J]．社会科学,2012,(8):107–116.

[197]杨晓胜,刘海兰．医疗资源地理分配对健康状况的影响:基于省级面板数据的实证分析[J]．中国卫生经济，2016，35(1):63–65.

[198]杨燕妮,鲁芳,任为,等．老年人及慢性病病人长期护理需求评估工具的研制及应用[J]．护理研究,2011,(4):364–365.

[199]杨颖．老年人居家养老需求及其影响因素系统评价[J]．现代临床医学，2017，43(6):68–72.

[200]叶婷婷,王静怡,林志峰,等．台湾老人身体活动能力与日常生活功能之阶层相关探讨[J]．物理治疗,2010,35.

[201]尹德挺．国内外老年人日常生活自理能力研究进展[J]．中国老年学杂志,2008,28(10):1032–1035.

[202]尹尚菁,杜鹏．老年人长期照护需求现状及趋势研究[J]．人口学刊,2012,(2):49–56.

[203]余世鹏．农村养老服务有效需求的影响因素分析:基于浙江省问卷调查[D]．杭州:浙江工商大学,2015.

[204]张晖．需求评估在长期护理保险中的作用及实施[J]．西北大学学报:哲学社会科学版,2016,46(5):124–131.

[205]张娟娟．居家养老服务需求评估机制研究——以佛山为例[D]．汕头:汕头大学,2012.

[206]张开金,夏俊杰．健康管理[M]．南京:东南大学出版社,2013:1–10.

[207]张强,高向东．老年人口长期护理需求及影响因素分析——基于上海调查数据的实证分析[J]．西北人口,2016(2):87–90.

[208]张文娟,顾大男,柳玉芝,等.中国老年人健康长寿影响因素2005年跟踪调查数据质量评估[R].北京大学老龄健康与家庭研究中心技术报告,2006.

[209]张文娟,魏蒙.中国老年人的失能水平到底有多高?——多个数据来源的比较[J].人口研究,2015,39(3):34-47.

[210]张文娟,魏蒙.中国老年人的失能水平和时间估计——基于合并数据的分析[J].人口研究,2015,39(5):3-14.

[211]张文娟.中国长期照护体系的制度选择[J].民主与科学,2015(3):11-13.

[212]张秀军.农村老年人群生活质量的流行病学研究[D].合肥:安徽医科大学,2003.

[213]张艳,顾艳荭.老年人综合评估相关工具研究进展[J].中国全科医学,2017(17):2150-2154.

[214]张莹.日本介护保险制度中老年长期护理分级标准研究[J].中国全科医学,2011(22):2544-2545.

[215]张莹.评估老年长期照护需求是长护制度的基础[J].中国医疗保险,2015(11):20.

[216]张莹.我国老年长期照护保障制度构建的几点思考——以照护需求评估为焦点[J].中国医疗保险,2016(9):38-41.

[217]张振馨,Zahner,Roman,等.中国北京、西安、上海和成都地区痴呆亚型患病率的研究[J].中国现代神经疾病杂志,2005,5(3):156-157.

[218]赵斌,陈曼莉.社会长期护理保险制度:国际经验和中国模式[J].四川理工学院学报(社会科学版),2017,32(5):1-22.

[219]赵春江,孙金霞.日本长期护理保险制度改革及启示[J].人口学刊,2018(1):79-89.

[220]赵洁.构建动态需求评估制度促进长期照护体系发展[J].社

会福利, 2016(10):33 – 35.

[221]赵双勤. 安吉县以养老服务需求评估推动养老服务体系建设[J]. 中国民政, 2012(7):53.

[222]赵雅宜, 丁亚萍, 崔焱, 等. 养老机构老年人综合能力状况评定及其对养老服务需求的影响[J]. 中国实用护理杂志, 2015, 31(19):1417 – 1421.

[223]赵雅宜. 盐城市不同养老方式老年人能力状况及养老服务需求研究[D]. 南京:南京医科大学, 2016.

[224]赵艺璞, 胡秀英. 居家老年人护理需求的文献回顾与分析[J]. 中国社会医学杂志, 2016, 33(2):178 – 181.

[225]钟慧澜. 从国家福利到混合福利:瑞典、英国、澳大利亚养老服务市场化改革道路选择及启示[J]. 经济体制改革, 2016(5):160 – 165.

[226]中国长期照护保障需求研究课题组. 长期照护:概念框架、研究发现与政策建议[J]. 河海大学学报(哲学社会科学版), 2018, 20(1):8 – 16.

[227]周春山, 李一璇. 发达国家(地区)长期照护服务体系模式及对中国的启示[J]. 社会保障研究, 2015(2):83 – 90.

[228]周坚, 韦一晨, 丁龙华. 老年长期护理制度模式的国际比较及其启示[J]. 社会保障研究, 2018(3):92 – 101.

[229]周伟强. 安徽两市社区居家老人健康照顾需求—供给—利用研究[D]. 合肥:安徽医科大学, 2017.

[230]朱鸣雷, 王秋梅, 刘晓红. 老年人综合评估[J]. 中华老年医学杂志, 2015, 34(7):709 – 710.

[231]周小炫, 谢敏, 陶静, 等. 简易智能精神状态检查量表的研究和应用[J]. 中国康复医学杂志, 2016, 31(6):694 – 696.

[232]祝睿. 宜昌市老年人长期照顾需求评估的实证研究[J]. 卫生职业教育, 2016(4):115 – 118.

［233］总报告起草组. 国家应对人口老龄化战略研究总报告［J］. 老龄科学研究,2015(3):6 － 40.

英文文献

［1］Abendstern M, Hughes J, Clarkson P, et al. The pursuit of integration in the assessment of older people with health and social care needs［J］. British Journal of Social Work, 2010, 41(3):467 － 485.

［2］Acevedo － Garcia D, Lochner K A, Osypuk T L, et al. Future directions in residential segregation and health research: A multilevel approach［J］. American journal of public health, 2003, 93(2):215 － 221.

［3］Agree E M. The influence of personal care and assistive devices on the measurement of disability［J］. Social science & medicine, 1999, 48(4):427 － 443.

［4］Agrell B, Dehlin O. The clock － drawing test［J］. Age and ageing, 1998, 27(3):399 － 403.

［5］Ahroni J H. A description of the health needs of elderly home care patients with chronic illness［J］. Home health care services quarterly, 1990, 10 (3 － 4):77 － 92.

［6］Al － Shaqi R, Mourshed M, Rezgui Y. Progress in ambient assisted systems for independent living by the elderly ［J］. SpringerPlus, 2016, 5(1):624.

［7］Alvariza A, Holm M, Benkel I, et al. A person － centred approach in nursing: Validity and reliability of the Carer Support Needs Assessment Tool ［J］. European Journal of Oncology Nursing, 2018, 35:1 － 8.

［8］Algera M, Francke A L, Kerkstra A, et al. An evaluation of the new home － care needs assessment policy in the Netherlands［J］. Health & Social Care in the Community, 2003, 11(3):232 － 241.

［9］Arai Y, Zarit S H, Kumamoto K, et al. Are there inequities in the assessment of dementia under Japan's LTC insurance system? ［J］. International journal of geriatric psychiatry, 2003, 18(4):346 – 352.

［10］Algera – Osinga J T, Halfens R, Hasman A, et al. A Dutch patient classification system for community care［J］. The Journal of nursing administration, 1994, 24(7 – 8):32 – 38.

［11］Armstrong – Esther C A. Long – term care reform in Alberta, Canada: The role of the resident classification system［J］. Journal of advanced nursing, 1994, 19(1):105 – 113.

［12］Asahara K, Momose Y, Murashima S. Long – term care insurance in Japan［J］. Disease Management & Health Outcomes, 2003, 11(12): 769 – 777.

［13］Auestad R A. Long – Term Care Insurance, marketization and the quality of care:"Good time living"in a recently established nursing home in a suburb of Tokyo［C］//Japan Forum. Taylor & Francis Group, 2010, 21(2): 209 – 231.

［14］Baird L G, Fraser K. Home Care Case Managers' Integrated Care of Older Adults With Multiple Chronic Conditions: A Scoping Review［J］. Professional case management, 2018, 23(4):165 – 189.

［15］Balfour J L, Kaplan G A. Neighborhood environment and loss of physical function in older adults: Evidence from the Alameda County Study［J］. American Journal of Epidemiology, 2002, 155(6):507 – 515.

［16］Balsinha C, Marques M J, Gonçalves – Pereira M. A brief assessment unravels unmet needs of older people in primary care: a mixed – methods evaluation of the SPICE tool in Portugal［J］. Primary health care research & development, 2018, 19(6):637 – 643.

[17] Barberger – Gateau P, Rainville C, Letenneur L, et al. A hierarchical model of domains of disablement in the elderly:a longitudinal approach[J]. Disability and rehabilitation, 2000, 22(7):308 – 317.

[18] Bascans J M, Courbage C, Oros C. Means – tested public support and the interaction between long – term care insurance and informal care[J]. International journal of health economics and management, 2017, 17(2): 113 – 133.

[19] Baughman K R, Ludwick R E, Merolla D M, et al. Professional judgments about advance care planning with community – dwelling consumers [J]. Journal of pain and symptom management, 2012, 43(1):10 – 19.

[20] Bay K S, Leatt P, Stinson S M. A patient – classification system for long – term care[J]. Medical care, 1982:468 – 488.

[21] Bell D, Lindeman M A, Reid J B. The (mis) matching of resources and assessed need in remote A boriginal community aged care[J]. Australasian journal on ageing, 2015, 34(3):171 – 176.

[22] Bień B. An older person as a subject of comprehensive geriatric approach[J]. Ann Acad Med Bial, 2005, 50(Suppl 1):189 – 192.

[23] Boggatz T, Farid T, Mohammedin A, et al. Psychometric properties of the extended Care Dependency Scale for older persons in Egypt[J]. Journal of clinical nursing, 2009, 18(23):3280 – 3289.

[24] Boissy P, Brière S, Tousignant M, et al. The eSMAF:A software for the assessment and follow – up of functional autonomy in geriatrics[J]. BMC geriatrics, 2007, 7(1):2.

[25] Boorsma M, Frijters D H M, Knol D L, et al. Effects of multidisciplinary integrated care on quality of care in residential care facilities for elderly people: A cluster randomized trial[J]. Cmaj, 2011, 183(11):E724 – E732.

[26] Boronowski L E, Shorter C M, Miller W C. Measurement properties of the occupational therapy discharge needs screen[J]. Canadian Journal of Occupational Therapy, 2012, 79(4):248 – 256.

[27] Boutin – Foster C, Euster S, Rolon Y, et al. Social work admission assessment tool for identifying patients in need of comprehensive social work evaluation[J]. Health & social work, 2005, 30(2):117 – 125.

[28] Bowen S E, Zimmerman S. Understanding and improving psychosocial services in long – term care[J]. Health care financing review, 2008, 30(2):1 – 4.

[29] Bravell M E, Westerlind B, Midlöv P, et al. How to assess frailty and the need for care? Report from the Study of Health and Drugs in the Elderly (SHADES) in community dwellings in Sweden[J]. Archives of gerontology and geriatrics, 2011, 53(1):40 – 45.

[30] Brown P M, Wilkinson – Meyers L, Parsons M, et al. Cost of prescribed and delivered health services resulting from a comprehensive geriatric assessment tool in New Zealand[J]. Health & social care in the community, 2009, 17(5):514 – 521.

[31] Brunnström G, Sörensen S, Alsterstad K, et al. Quality of light and quality of life – the effect of lighting adaptation among people with low vision [J]. Ophthalmic and Physiological Optics, 2004, 24(4):274 – 280.

[32] Buurman B M, Parlevliet J L, Allore H G, et al. Comprehensive geriatric assessment and transitional care in acutely hospitalized patients: The transitional care bridge randomized clinical trial[J]. JAMA internal medicine, 2016, 176(3):302 – 309.

[33] Byrne G, Brady A M, Horan P, et al. Assessment of dependency levels of older people in the community and measurement of nursing workload

[J]. Journal of advanced nursing, 2007, 60(1):39 –49.

[34] De Blok C, Luijkx K, Meijboom B, et al. Improving long – term care provision: Towards demand – based care by means of modularity [J]. BMC Health Services Research, 2010, 10(1):278.

[35] Castanho T C, Amorim L, Moreira P S, et al. Assessing cognitive function in older adults using a videoconference approach [J]. EBioMedicine, 2016, 11:278 –284.

[36] Challis D, Abendstern M, Clarkson P, et al. Comprehensive assessment of older people with complex care needs: The multi – disciplinarity of the Single Assessment Process in England [J]. Ageing & Society, 2010, 30(7): 1115 –1134.

[37] Challis D, Hughes J. Frail old people at the margins of care: Some recent research findings [J]. The British Journal of Psychiatry, 2002, 180(2): 126 –130.

[38] Chang H, Zhao J, Qiao Y, et al. Mobile phone application for self – assessment of acute stroke patients: A tool for extended care and follow – up [J]. Medicine, 2018, 97(26).

[39] Chase J A D, Hirschman K B, Hanlon A L, et al. Physical Functioning among Older Adults New to Long – Term Services and Supports [J]. The Gerontologist, 2017, 58(6):1147 –1155.

[40] Chernbumroong S, Cang S, Atkins A, et al. Elderly activities recognition and classification for applications in assisted living [J]. Expert Systems with Applications, 2013, 40(5):1662 –1674.

[41] Chevannes M. Social construction of the managerialism of needs assessment by health and social care professionals [J]. Health & social care in the community, 2002, 10(3):168 –178.

［42］Chevreul K, Brigham K B. Financing long – term care for frail elderly in France: The ghost reform［J］. Health policy, 2013, 111(3):213 – 220.

［43］Chi I. Long – term care policy for elders in Hong Kong［J］. Journal of aging & social policy, 2002, 13(2 – 3):137 – 153.

［44］Chin C W W, Phua K H. Long – term care policy: Singapore's experience［J］. Journal of aging & social policy, 2016, 28(2):113 – 129.

［45］Clarke P, Ailshire J A, Lantz P. Urban built environments and trajectories of mobility disability: Findings from a national sample of community – dwelling American adults (1986 – 2001) [J]. Social science & medicine, 2009, 69(6):964 – 970.

［46］Clarkson P, Abendstern M, Sutcliffe C, et al. Reliability of needs assessments in the community care of older people: Impact of the single assessment process in England［J］. Journal of public health, 2009, 31(4):521 – 529.

［47］Cohen – Mansfield J, Frank J. Relationship between perceived needs and assessed needs for services in community – dwelling older persons［J］. The Gerontologist, 2008, 48(4):505 – 516.

［48］Coyle C E, Putman M, Kramer J, et al. The role of aging and disability resource centers in serving adults aging with intellectual disabilities and their families: Findings from seven states［J］. Journal of aging & social policy, 2016, 28(1):1 – 14.

［49］Craig C, Chadborn N, Sands G, et al. Systematic review of EASY – care needs assessment for community – dwelling older people［J］. Age and ageing, 2015, 44(4):559 – 565.

［50］Cravens D D, Mehr D R, Campbell J D, et al. Home – based Comprehensive Assessment of Rural Elderly Persons: The CARE Project [J]. The Journal of Rural Health, 2005, 21(4):322 – 328.

[51] Van Campen C, Van Gameren E. Eligibility for long – term care in The Netherlands:development of a decision support system[J]. Health & Social Care in the Community, 2005, 13(4):287 – 296.

[52] Crossman S, Ohde A. A case study exploring the effectiveness of an innovative "5Q Care Test" to determine whether patients with complex needs require health or social care[J]. Health & social care in the community, 2019, 27(2):409 – 414.

[53] Duell D, Koolman X, Portrait F. Practice variation in the Dutch long – term care and the role of supply – sensitive care: Is access to the Dutch long – term care equitable? [J]. Health economics, 2017, 26(12):1728 – 1742.

[54] De Meijer C A M, Koopmanschap M A, Koolman X H E, et al. The role of disability in explaining long – term care utilization[J]. Medical Care, 2009, 47(11):1156 – 1163.

[55] De Leon C F M, Glass T A, Beckett L A, et al. Social networks and disability transitions across eight intervals of yearly data in the New Haven EPESE [J]. The Journals of Gerontology: Series B, 1999, 54(3):S162 – S172.

[56] De Veer A J E, De Bakker D H. Measuring unmet needs to assess the quality of home health care[J]. International journal for quality in health care, 1994, 6(3):267 – 274.

[57] Declercq A, Finne – soveri U H, Van Hout H P J, et al. Long – term care for older people across time and countries in Europe with help of inter-RAI – instruments[J]. European Geriatric Medicine, 2014(1):S23 – S24.

[58] DeVore P A. Ability of a computerized geriatric assessment to predict need for change in living status among elderly living at home[J]. Southern medical journal, 1994, 87(7):743 – 748.

[59] Devriendt E, Wellens N I H, Flamaing J, et al. The interRAI Acute

Care instrument incorporated in an eHealth system for standardized and web – based geriatric assessment: Strengths, weaknesses, opportunities and threats in the acute hospital setting[J]. BMC geriatrics, 2013, 13(1):90.

[60] Dijkstra A, Tiesinga L J, Plantinga L, et al. Diagnostic accuracy of the care dependency scale[J]. Journal of advanced nursing, 2005, 50(4):410 – 416.

[61] Dijkstra A, Yönt G H, Korhan E A, et al. The Care Dependency Scale for measuring basic human needs: An international comparison[J]. Journal of advanced nursing, 2012, 68(10):2341 – 2348.

[62] Diwan S, Ivy C, Merino D A, et al. Assessing need for intensive case management in long – term care[J]. The Gerontologist, 2001, 41(5):680 – 686.

[63] Donaldson C, Farrar S. Needs assessment: Developing an economic approach[J]. Health Policy, 1993, 25(1 – 2):95 – 108.

[64] Dubuc N, Hébert R, Desrosiers J, et al. Disability – based classification system for older people in integrated long – term care services: The Iso – SMAF profiles[J]. Archives of gerontology and geriatrics, 2006, 42(2):191 – 206.

[65] Duyver C, Van Houdt S, De Lepeleire J, et al. The perception of the clinical relevance of the MDS – Home Care? tool by trainers in general practice in Belgium[J]. Family practice, 2010, 27(6):638 – 643.

[66] Francesca C, Ana L N, Jérôme M, et al. OECD health policy studies help wanted? Providing and paying for long – term care: Providing and paying for long – term care[M]. OECD publishing, 2011.

[67] Endo H. Reconstruction of the long term care insurance system in Japan[J]. Nihon Ronen Igakkai zasshi. Japanese journal of geriatrics, 2006, 43(4):469 – 471.

[68] Schalock R L. The emerging disability paradigm and its implications for policy and practice[J]. Journal of disability policy studies, 2004, 14(4): 204 – 215.

[69] De Rossi Figueiredo D, Paes L G, Warmling A M, et al. Multidimensional measures validated for home health needs of older persons: A systematic review[J]. International journal of nursing studies, 2018, 77:130 – 137.

[70] Fillenbaum G G, Smyer M A. The development, validity, and reliability of the OARS multidimensional functional assessment questionnaire [J]. Journal of gerontology, 1981, 36(4):428 – 434.

[71] Fjelltun A M, Henriksen N, Norberg A, et al. Functional levels and nurse workload of elderly awaiting nursing home placement and nursing home residents: a comparative study [J]. Scandinavian journal of caring sciences, 2009, 23(4):736 – 747.

[72] Folstein M F, Folstein S E, McHugh P R. "Mini – mental state": A practical method for grading the cognitive state of patients for the clinician[J]. Journal of psychiatric research, 1975, 12(3):189 – 198.

[73] Forma L, Rissanen P, Aaltonen M, et al. Dementia as a determinant of social and health service use in the last two years of life 1996 – 2003 [J]. BMC geriatrics, 2011, 11(1):14.

[74] Fortinsky R H, Granger C V, Seltzer G B. The use of functional assessment in understanding home care needs[J]. Medical care, 1981:489 – 497.

[75] Garms – Homolová V, Notthoff N, Declercq A, et al. Social and functional health of home care clients with different levels of cognitive impairments[J]. Aging & mental health, 2017, 21(1):18 – 23.

[76] George L K. Conceptualizing and measuring trajectories[M]//G H Elder, Jr. & J Z Giele (Eds.), The craft of life course research. Guilford

Press, 2009.

[77]George L K. Research design in end – of – life research: State of science[J]. The gerontologist, 2002, 42(suppl_3):86 – 98.

[78]Gianino M M, Lenzi J, Martorana M, et al. Trajectories of long – term care in 28 EU countries: Evidence from a time series analysis[J]. The European Journal of Public Health, 2017, 27(6):948 – 954.

[79]Gillespie L D, Gillespie W J, Robertson M C, et al. Interventions for preventing falls in elderly people[J]. Physiotherapy, 2003, 89(12):692 – 693.

[80]Granger C V. Health accounting – functional assessment of the long – term patient[M]//Kottke F J, Stillwell G K, Lehman J F. Krusen's Handbook of Physical Medicine and Rehabilitation. Philadelphia, WB Saunders, 1982: 253 – 274.

[81]Griffiths P. Self – assessment of health and social care needs by older people: a review [J]. British journal of community nursing, 2005, 10 (11):520 – 527.

[82]Guralnik J M, Fried L P, Salive M E. Disability as a public health outcome in the aging population[J]. Annual review of public health, 1996, 17 (1):25 – 46.

[83]Gurland B, Kuriansky J, Sharpe L, et al. The Comprehensive Assessment and Referral Evaluation (CARE) – rationale, development and reliability[J]. The International Journal of Aging and Human Development, 1978, 8 (1):9 – 42.

[84]Guscia R, Harries J, Kirby N, et al. Construct and criterion validities of the Service Need Assessment Profile (SNAP): A measure of support for people with disabilities[J]. Journal of Intellectual and Developmental Disability, 2006, 31(3):148 – 155.

[85]Wahl H W, Fänge A, Oswald F, et al. The home environment and disability – related outcomes in aging individuals: What is the empirical evidence? [J]. The Gerontologist, 2009, 49(3):355 – 367.

[86]Hayashi M. Japan's long – term care policy for older people: The emergence of innovative "mobilisation" initiatives following the 2005 reforms [J]. Journal of aging studies, 2015, 33:11 – 21.

[87]Bushkin A A, Schaen S I. The Privacy act of 1974: A reference manual for compliance[M]//McLean, Va. System Development Corporation, 1976.

[88]Holtkamp C C M, Kerkstra A, Ooms M E, et al. Effects of the implementation of the Resident Assessment Instrument on gaps between perceived needs and nursing care supply for nursing home residents in the Netherlands [J]. International Journal of Nursing Studies, 2001, 38(6):619 – 628.

[89]Hughes N, McDonald J, Barrett B, et al. Planning the restructuring of long – term care: The demand, need and provision of institutional long – term care beds in Newfoundland and Labrador[C]//Healthcare management forum. Sage CA: Los Angeles, CA: SAGE Publications, 2008, 21(2):6 – 13.

[90]Iecovich E. The long – term care insurance law in Israel: Present and future[J]. Journal of Aging & Social Policy, 2012, 24(1):77 – 92.

[91]Igarashi A, Yamamoto – Mitani N, Morita K, et al. Classification of long – term care wards and their functional characteristics: Analysis of national hospital data in Japan[J]. BMC health services research, 2018, 18(1):655.

[92]Ilinca S, Rodrigues R, Schmidt A. Fairness and eligibility to long – term care: An analysis of the factors driving inequality and inequity in the use of home care for older Europeans[J]. International Journal of Environmental Research and Public Health, 2017, 14(10):1224.

［93］Isaacs B, Neville Y. The needs of old people. The "interval" as a method of measurement［J］. Journal of Epidemiology & Community Health, 1976, 30(2):79 –85.

［94］Ito H, Tachimori H, Miyamoto Y, et al. Are the care levels of people with dementia correctly assessed for eligibility of the Japanese long – term care insurance? ［J］. International journal of geriatric psychiatry, 2001, 16 (11):1078 – 1084.

［95］Iutcovich J M. Assessing the needs of rural elderly: An empowerment model［J］. Evaluation and Program Planning, 1993, 16(2):95 – 107.

［96］Jeon B, Kwon S. Health and long – term care systems for older people in the republic of Korea: policy challenges and lessons［J］. Health Systems & Reform, 2017, 3(3):214 – 223.

［97］Jerliu N, Burazeri G, Toçi E, et al. Social networks, social participation and self – perceived health among older people in transitional Kosovo ［J］. The European Journal of Public Health, 2013, 24(2):333 – 337.

［98］Jones D M, Song X, Rockwood K. Operationalizing a frailty index from a standardized comprehensive geriatric assessment［J］. Journal of the American Geriatrics Society, 2004, 52(11):1929 – 1933.

［99］Jörg F, Boeije H R, Huijsman R, et al. Objectivity in needs assessment practice: Admission to a residential home［J］. Health & social care in the community, 2002, 10(6):445 – 456.

［100］Katz S, Falcone AR. Use of assessment of data for long – term care planning, program decisions, and statistical accounting［M］//Katz S, Falcone AR. New Challenges for Vital and Health Records. Washington, DC, NCHS/ DHH Publication, 1980:39 – 40.

［101］Katz S. Assessing self – maintenance: Activities of daily living, mobility, and instrumental activities of daily living[J]. Journal of the American Geriatrics Society, 1983, 31(12):721 – 727.

[102]Kanamori S, Kai Y, Aida J, et al. Social participation and the prevention of functional disability in older Japanese: the JAGES cohort study[J]. PloS one, 2014, 9(6):e99638.

[103]Katzman R, Zhang M, Wang Z, et al. A Chinese version of the Mini – Mental State Examination: impact of illiteracy in a Shanghai dementia survey[J]. Journal of clinical epidemiology, 1988, 41(10):971 – 978.

[104]Kaufmann E G, Engel S A. Dementia and well – being: A conceptual framework based on Tom Kitwood's model of needs[J]. Dementia, 2016, 15(4):774 – 788.

[105]Kiely D K, Simon S E, Jones R N, et al. The protective effect of social engagement on mortality in long – term care[J]. Journal of the American Geriatrics Society, 2000, 48(11):1367 – 1372.

[106]Lee J C, Kim E K. Needs Assessment of Elderly for Community – based Long – Term Care[J]. Journal of Korean Academy of Nursing Administration, 2005, 11(1):67 – 77.

[107]Kim M, Tanaka K. A multidimensional assessment of physical performance for older Japanese people with community – based long – term care needs[J]. Aging clinical and experimental research, 2014, 26(3):269 – 278.

[108]King A, Boyd M, Dagley L. Use of a screening tool and primary health care gerontology nurse specialist for high – needs older people[J]. Contemporary nurse, 2017, 53(1):23 – 35.

[109]Koike S, Furui Y. Long – term care – service use and increases in care – need level among home – based elderly people in a Japanese urban area [J]. Health Policy, 2013, 110(1):94 – 100.

［110］Kong F L, Hoshi T, Ai B, et al. Association between socioeconomic status (SES), mental health and need for long – term care (NLTC) – a longitudinal study among the Japanese Elderly［J］. Archives of gerontology and geriatrics, 2014, 59(2):372 – 381.

［111］Lawton M P, Moss M, Fulcomer M, et al. A research and service oriented multilevel assessment instrument［J］. Journal of gerontology, 1982, 37 (1):91 – 99.

［112］Lawton M P. Assessment, integration, and environments for older people［J］. The Gerontologist, 1970, 10(1):38 – 46.

［113］Lawton M P, Brody E M. Assessment of older people: self – maintaining and instrumental activities of daily living［J］. The gerontologist, 1969, 9 (3_Part_1):179 – 186.

［114］Lawton M P. Assessing the competence of older people［J］. Research planning and action for the elderly: The power and potential of social science, 1972:122 – 143.

［115］Lee R, Miller T. An approach to forecasting health expenditures, with application to the US Medicare system［J］. Health Services Research, 2002, 37(5):1365 – 1386.

［116］Leung A, Liu C,Tsui L, et al. The use of the Minimum Data Set: Home care in a case management project in Hong Kong［J］. Care Management Journals, 2001, 3(1):8 – 13.

［117］Liu L F, Yao H P. Examining the need assessment process by identifying the need profiles of elderly care recipients in the ten – year long – term care project (TLTCP) of Taiwan［J］. Journal of the American Medical Directors Association, 2014, 15(12):946 – 954.

［118］Lubitz J, Prihoda R. The use and costs of Medicare services in the last 2 years of life[J]. Health care financing review, 1984, 5(3):117.

[119] Lord S R, Menz H B, Sherrington C. Home environment risk factors for falls in older people and the efficacy of home modifications[J]. Age and ageing, 2006, 35(suppl_2):55 − 59.

[120] Ajzenstadt M, Rosenhek Z. Privatisation and new modes of state intervention: The long − term care programme in Israel[J]. Journal of Social Policy, 2000, 29(2):247 − 262.

[121] MacAdam M, Greenberg J, Greenlick M, et al. Targeting long − term care for the frail elderly: Models from the social/HMO demonstration[J]. Journal of applied gerontology, 1991, 10(4):389 − 405.

[122] MacDonell J A. Canadian experience with patient care classification [J]. Medical care, 1976, 14(5 Suppl):134 − 137.

[123] Mahoney F I, Barthel D W. Functional evaluation: The Barthel Index—a simple index of independence useful in scoring improvement in the rehabilitation of the chronically ill[J]. Maryland state medical journal, 1965.

[124] Malley J N, Towers A M, Netten A P, et al. An assessment of the construct validity of the ASCOT measure of social care − related quality of life with older people [J]. Health and Quality of life Outcomes, 2012, 10 (1):21.

[125] Martin M D, Hancock G A, Richardson B, et al. An evaluation of needs in elderly continuing − care settings[J]. International psychogeriatrics, 2002, 14(4):379 − 388.

[126] Mayhew L. Disability—Global Trends and International Perspectives [J]. Innovation: The European Journal of Social Science Research, 2003, 16 (1):3 − 28.

[127] McWalter G, Toner H, McWalter A, et al. A community needs as-

sessment: The care needs assessment pack for dementia (CarenapD) —its development, reliability and validity[J]. International journal of geriatric psychiatry, 1998, 13(1):16 – 22.

[128] Meaney A M, Croke M, Kirby M. Needs assessment in dementia [J]. International Journal of Geriatric Psychiatry, 2005, 20(4):322 – 329.

[129] Minagawa Y, Saito Y. Active social participation and mortality risk among older people in Japan: Results from a nationally representative sample [J]. Research on aging, 2015, 37(5):481 – 499.

[130] Miller, T. Increasing longevity and medicare expenditures[J]. Demography, 2001, 38(2), 215 – 226.

[131] Moriyama Y, Tamiya N, Kamimura A, et al. Doctors' opinion papers in long – term care need certification in Japan: Comparison between clinic and advanced treatment hospital settings[J]. Public Policy Admin Res, 2014, 4:31 – 37.

[132] Nakano I, Shimizu Y, Hiraoka K, et al. Measuring the social – care service needs of impaired elderly people in Japan[J]. Ageing & Society, 1996, 16(3):315 – 332.

[133] Naruse T, Nagata S, Taguchi A, et al. Classification tree model identifies home – based service needs of Japanese long – term care insurance consumers[J]. Public Health Nursing, 2011, 28(3):223 – 232.

[134] Nasreddine Z S, Phillips N A, Bédirian V, et al. The Montreal Cognitive Assessment, MoCA:a brief screening tool for mild cognitive impairment[J]. Journal of the American Geriatrics Society, 2005, 53(4):695 – 699.

[135] Nolin J A, Wilburn S T, Wilburn K T, et al. Health and social service needs of older adults: Implementing a community – based needs assessment[J]. Evaluation and Program Planning, 2006, 29(3):217 – 226.

[136]Olaison A, Cedersund E. Assessment for home care: Negotiating solu-tions for individual needs[J]. Journal of aging studies, 2006, 20(4):367 - 380.

[137]Olaison A. Processing older persons as clients in elderly care: A study of the micro - processes of care management practice[J]. Social work in health care, 2017, 56(2):78 - 98.

[138]Pacala J T, Boult C, Reed R L, et al. Predictive validity of the Pra instrument among older recipients of managed care[J]. Journal of the American Geriatrics Society, 1997, 45(5):614 - 617.

[139]Parry - Jones B, Soulsby J. Needs - led assessment: The challenges and the reality[J]. Health & social care in the community, 2001, 9(6):414 - 428.

[140]Parsons J G M, Parsons M J G. The effect of a designated tool on person - centred goal identification and service planning among older people re-ceiving homecare in New Zealand[J]. Health & social care in the community, 2012, 20(6):653 - 662.

[141]Parsons M, Senior H, Mei - Hu Chen X, et al. Assessment without action: A randomised evaluation of the interRAI home care compared to a na-tional assessment tool on identification of needs and service provision for older people in New Zealand[J]. Health & social care in the community, 2013, 21 (5):536 - 544.

[142]Van Campen C, Van Gameren E. Eligibility for long - term care in The Netherlands: Development of a decision support system[J]. Health & So-cial Care in the Community, 2005, 13(4):287 - 296.

[143] Phelan M, Slade M, Thornicroft G, et al. The Camberwell Assess-ment of Need: The validity and reliability of an instrument to assess the needs of people with severe mental illness[J]. The British Journal of Psychiatry, 1995,

167(5):589 - 595.

[144]Prince M, Comas - Herrera A, Knapp M, et al. World Alzheimer report 2016: Improving healthcare for people living with dementia—coverage, quality and costs now and in the future[R]. London, 2016.

[145]Alzheimer's Disease International. World Alzheimer Report 2015. The global impact of dementia: An analysis of prevalence, incidence, cost and trends[R]. London, 2015.

[146]Quartararo M, O'Neill T J, Tang C, et al. Assessing the residential care needs of nursing home applicants[J]. Australian journal of public health, 1991, 15(3):222 - 227.

[147]Saito T, Izawa K P, Matsui N, et al. Comparison of the measurement properties of the Functional Independence and Difficulty Scale with the Barthel Index in community - dwelling elderly people in Japan[J]. Aging clinical and experimental research, 2017, 29(2):273 - 281.

[148]Schluter P J, Ahuriri - Driscoll A, Anderson T J, et al. Comprehensive clinical assessment of home - based older persons within New Zealand: An epidemiological profile of a national cross - section[J]. Australian and New Zealand journal of public health, 2016, 40(4):349 - 355.

[149]Schut F T, Van Den Berg B. Sustainability of comprehensive universal long - term care insurance in the Netherlands[J]. Social Policy & Administration, 2010, 44(4):411 - 435.

[150]Seeman T E, Singer B, Wilkinson C W, et al. Gender differences in age - related changes in HPA axis reactivity[J]. Psychoneuroendocrinology, 2001, 26(3):225 - 240.

[151]Seeman T, Chen X. Risk and protective factors for physical functioning in older adults with and without chronic conditions: MacArthur Studies of

Successful Aging[J]. The Journals of Gerontology Series B: Psychological Sciences and Social Sciences, 2002, 57(3):S135 - S144.

[152]Seeman T E, Bruce M L, McAvay G J. Social network characteristics and onset of ADL disability: MacArthur studies of successful aging[J]. The Journals of Gerontology Series B: Psychological Sciences and Social Sciences, 1996, 51(4):S191 - S200.

[153]Shapiro E. Community and long - term facility care in Canada [J]. Journal of health and human services administration, 2000:436 - 451.

[154]Shen P Y, Chen C M. The WHO's international classification of functioning, disability, and health (ICF): Essential knowledge for nurses[J]. Hu Li Za Zhi, 2012, 59(6):92.

[155]Shimada H, Suzuki T, Suzukawa M, et al. Performance - based assessments and demand for personal care in older Japanese people: A cross - sectional study[J]. BMJ open, 2013, 3(4):e002424.

[156]Shulman K I, Shedletsky R, Silver I L. The challenge of time: Clock - drawing and cognitive function in the elderly[J]. International journal of geriatric psychiatry, 1986, 1(2):135 - 140.

[157]Siette J, Georgiou A, Jorgensen M, et al. Integrating social engagement instruments into Australian community aged care assessments to enhance service provision[J]. Health & social care in the community, 2018, 26(6): 810 - 818.

[158]Slivinske L R, Fitch V L, Wingerson N W. The effect of functional disability on service utilization: Implications for long - term care[J]. Health & social work, 1998, 23(3):175 - 185.

[159]Spector W D, Kemper P. Disability and cognitive impairment criteria: Targeting those who need the most home care[J]. The Gerontologist, 1994,

34(5):640 – 651.

[160]Stark A J, Gutman G M, Brothers K. Reliability of level of care decisions in a Long – Term Care program[J]. Journal of community health, 1982, 8(2):102 – 109.

[161]Steptoe A, Feldman P J. Neighborhood problems as sources of chronic stress: Development of a measure of neighborhood problems, and associations with socioeconomic status and health[J]. Annals of Behavioral Medicine, 2001, 23(3):177 – 185.

[162]Takei T, Takahashi H, Nakatani H. Developing a uniformed assessment tool to evaluate care service needs for disabled persons in Japan[J]. Health policy, 2008, 86(2 – 3):373 – 380.

[163]Tobis S, Jaracz K, Talarska D, et al. Validity of the EASYCare Standard 2010 assessment instrument for self – assessment of health, independence, and well – being of older people living at home in Poland[J]. European journal of ageing, 2018, 15(1):101 – 108.

[164]Tomioka K, Kurumatani N, Hosoi H. Association between social participation and instrumental activities of daily living among community – dwelling older adults[J]. Journal of epidemiology, 2016:JE20150253.

[165]Treml L A. Mobility screening as part of a community – based geriatric assessment[J]. Home care provider, 1996, 1(1):26 – 29.

[166]Tsoi K K F, Chan J Y C, Hirai H W, et al. Cognitive tests to detect dementia: A systematic review and meta – analysis[J]. JAMA internal medicine, 2015, 175(9):1450 – 1458.

[167]Tsutsui T, Muramatsu N. Care – needs certification in the long – term care insurance system of Japan[J]. Journal of the American geriatrics society, 2005, 53(3):522 – 527.

[168]Tsutsui T, Muramatsu N. Japan's universal long – term care system reform of 2005: Containing costs and realizing a vision[J]. Journal of the American Geriatrics Society, 2007, 55(9):1458 – 1463.

[169]Tuckett A G, Hughes K, Schluter P J, et al. Validation of CARE – Q in residential aged – care: Rating of importance of caring behaviours from an e – cohort sub – study[J]. Journal of clinical nursing, 2009, 18(10):1501 – 1509.

[170]Turcotte P L, Larivière N, Desrosiers J, et al. Participation needs of older adults having disabilities and receiving home care: met needs mainly concern daily activities, while unmet needs mostly involve social activities[J]. BMC geriatrics, 2015, 15(1):91 – 95.

[171]Turner – Stokes L, Nyein K. The Northwick Park Care Needs Assessment (NPCNA): A directly costable outcome measure in rehabilitation[J]. Clinical Rehabilitation, 1999, 13(3):253 – 267.

[172]Vanalli M. Assessment of geriatric patients' care needs based on sosia classification:the reality of the lombardy region in nursing home[J]. Recenti progressi in medicina, 2016, 107(11):604 – 606.

[173]Van Lier L I, Van der Roest H G, Van Hout H P J, et al. Convergent validity of the interRAI – HC for societal costs estimates in comparison with the RUD Lite instrument in community dwelling older adults[J]. BMC health services research, 2016, 16(1):440.

[174]Verbrugge L M, Jette A M. The disablement process[J]. Social science & medicine, 1994, 38(1):1 – 14.

[175]Waite L J, Hughes M E. At risk on the cusp of old age: Living arrangements and functional status among black, white and Hispanic adults[J]. The Journals of Gerontology Series B: Psychological Sciences and Social Sciences, 1999, 54(3):S136 – S144.

[176] Wallace M, Shelkey M. Katz index of independence in activities of daily living (ADL)[J]. Urol Nurs, 2007, 27(1):93 – 94.

[177] Walters K, Iliffe S, Tai S S, et al. Assessing needs from patient, carer and professional perspectives: The Camberwell Assessment of Need for Elderly people in primary care[J]. Age and ageing, 2000, 29(6):505 – 510.

[178] Wang S, Jing K J, Rong Y Q. Evaluation of elderly care needs of older residents living in residential care facilities in the USA and its enlighten-ment to China[J]. Journal of Nursing Science, 2016, 31(4):97 – 101.

[179] Wechsler D. Manual for the Wechsler adult intelligence scale[J]. San Antonio, TX: Psychological Corporation, 1955.

[180] Wechsler D. The psychometric tradition: Developing the Wechsler Adult Intelligence Scale[J]. Contemporary Educational Psychology, 1981.

[181] Wechsler D. Wechsler adult intelligence scale – Fourth Edition (WAIS – IV)[J]. San Antonio, TX: NCS Pearson, 2008(22):498.

[182] Wechsler, D. Wechsler Adult Intelligence Scale – Third Edition: Administration and scoring manual [J]. San Antonio, TX: Psychological Corpo-ration, 1997.

[183] Wechsler D. Wechsler preschool and primary scale of intelligence – fourth edition. [J]. San Antonio, TX: Psychological Corporation, 2012.

[184] Wee S L, Li Y, Sun Y, et al. Determinants of Long – Term Care Needs of Community – Dwelling Older People in Singapore[J]. Journal of the A-merican Geriatrics Society, 2014, 62(12):2453 – 2454.

[185] Wennie Huang W N, Perera S, Van Swearingen J, et al. Perform-ance measures predict onset of activity of daily living difficulty in community – dwelling older adults[J]. Journal of the American Geriatrics Society, 2010, 58 (5):844 – 852.

[186] Wilkie R, Blagojevic - Bucknall M, Belcher J, et al. Widespread pain and depression are key modifiable risk factors associated with reduced social participation in older adults: A prospective cohort study in primary care [J]. Medicine, 2016, 95(31).

[187] Wolf D A, Freedman V A, Ondrich J I, et al. Disability trajectories at the end of life: A "countdown" model[J]. Journals of Gerontology Series B: Psychological Sciences and Social Sciences, 2015, 70(5):745 - 752.

[188] Worden A, Challis D J, Pedersen I. The assessment of older people's needs in care homes[J]. Aging and Mental health, 2006, 10(5):549 - 557.

[189] World Health Organization. World Report on Aging and Health [R]. World Health Organization Press, 2015.

[190] Scheil - Adlung X. Long - term care protection for older persons: A review of coverage deficits in 46 countries[M]. Geneva: International Labour Office, 2014.

[191] Johnson R J, Wolinsky F D. The structure of health status among older adults: disease, disability, functional limitation, and perceived health [J]. Journal of health and social behavior, 1993:105 - 121.

[192] Joshua L. Aging and Long Term Care Systems: A Review of Finance and Governance Arrangements in Europe, North America and Asia - Pacific[R]. Vol. 1705, Discussion Paper). Washington, DC: The World Bank, Social Protection & Labor, 2017.

[193] Yen C F, Chiu T Y, Liou T H, et al. Does the planned long - term care policy in Taiwan meet the needs of people with disabilities? [J]. Health policy, 2014, 116(1):95 - 104.

[194] Zank S, Leipold B. The relationship between severity of dementia and subjective well - being[J]. Aging & mental health, 2001, 5(2):191 - 196.

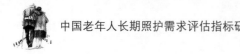
［195］Zimmer Z, Martin L G, Nagin D S, et al. Modeling disability trajectories and mortality of the oldest – old in China［J］. Demography, 2012, 49 (1):291 –314.

附录 中国老年人长期照护需求评估指标
研究专家咨询问卷

致专家的信

尊敬的专家:

您好! 首先非常感谢您在百忙之中阅读此邮件。

党的十九大提出,我国已进入中国特色社会主义新时代,社会主要矛盾已经转化为人民日益增长的美好生活需要和不平衡不充分的发展之间的矛盾。在人口老龄化快速发展的背景下,满足老年人的"老有所养"的需求,改善老年人的生活状况,增加老年人的获得感和幸福感,提高老年人的生活质量,满足老年人对美好生活的新期待,已经成为政府和社会普遍关注的议题。2020 年是全面建成小康社会的决胜之年,亿万老年人能否如期实现小康,直接关系到我国能否如期全面建成小康社会。在老龄研究领域,开展老年人长期照护需求评估研究,对于了解我国老年人长期照护需求状况和政府制定长期照护保险政策都具有重要意义。

为此,研究者开展了《中国老年人长期照护需求评估指标研究》项目。其核心内容是构建中国老年人长期照护需求评估指标体系,以便对老年人的长期照护需求做出科学评价,为政府部门制定相关政策提供决策参考。为了合理确定指标体系各级指标的权重,确保老年人长期照护需求指标体系的科学性和实用性,研究者设计了此调查问卷。根据学术背景和专业经验,特请您在百忙之中提供宝贵意见,您的意见将是我们构建中国老年人长期照护需求评估指标体系的重要依据。

为保证研究进度,敬请您尽量于三日之内回复您的意见和建议。

对您的大力支持再次表示衷心感谢,敬祝安康!

研究背景:

目前我国尚无统一的老年人长期照护需求评估标准。制定一个能科学、全面评估老年人长期照护需求的指标体系,对优化长期照护资源配置,提升老年人获得感,促进长期照护服务质量提升而言尤为重要。基于文献梳理与实证分析,本研究认为,老年人长期照护需求指的是,60 岁及以上年龄人口因为存在严重且持续的内在能力丧失或有相应能力丧失风险,而需要正式或非正式支持以维持一定水平的功能发挥的状态。长期照护需求的内容包括日常生活照料、健康护理、社会服务等。满足老年人长期照护需求的目的在于维护老年人的照护权利,提高老年人的生活质量,并促进家庭与社会的和谐发展与稳定。本书基于长期照护需求层次理论假设,在实证分析的基础上,选取评估老年人长期照护需求的 3 个模块,分别是个体功能、照护内容及照护资源与环境(见表 1)。在此基础上选取体现各模块信息的一级指标,最终确定一级指标 16 个(见表 2)。现就合理确定各模块内一级指标的权重问题,请您提出咨询意见。

第一部分:专家咨询表

说明 1:一级指标采取层次分析法(AHP)对各项指标赋予权重。请依据评估指标对评价老年人长期照护需求影响的相对重要性设置权重,并根据"相对重要性等级表(表 3)"的标度在"表 4"的相应处打"√"。

表 1　模块说明

一级指标	指标说明
个体功能	个体功能是以老年人内在能力为核心的功能发挥状态,其中内在能力是由个体的健康特征与身体活动能力决定"个体在任何时候都能动用的全部身体机能和脑力的组合";功能发挥则是在个体内在能力与社会环境互动过程中形成的行动力、人际关系、学习能力等,受到个体因素与社会因素的极大影响

一级指标	指标说明
照护内容	照护内容是个体表达的明确指向具体长期照护服务项目的需求情况,涉及生活照料、健康护理、精神慰藉、家庭支持、临终关怀五方面专业服务内容
照护资源与环境	照护资源与环境指当前个体可及、可得的照护服务人员、设施及所处社区环境

表 2　一级指标说明

模块	一级指标	指标说明
个体功能	日常生活自理能力	日常生活自理能力是指人们为独立生活而每天必须反复进行的、最基本的、具有共同性的身体动作群,如洗澡、进食、室内走动、穿衣、上厕所、大小便控制等活动,反映了最基本的自我照顾能力。如果存在一项或多项行为无法完成,个体的日常生活自理能力则处于受损状态
	工具性日常生活自理能力	工具性生活自理能力是指个人用以应付其环境需要的适应性工作,如购物、做饭、做家事、洗衣、户外交通等。这些活动虽然不是每天必须做,但对维持独立生活很重要。如果存在一项或多项行为无法完成,个体的独立生活能力则处于受损状态
	身体活动能力	身体活动能力(体力)指个人躯体的活动能力,包括个体的听力、视力、上肢和下肢的活动能力等。如果存在一项或多项能力障碍,个体的身体活动能力则处于受损状态
	认知功能	认知功能(脑力)由多项认知域构成,一般涉及个体的一般能力、记忆力、计算力和注意力、反应能力、语言、理解和自我协调能力等。如果存在某个或多个认知域发生障碍,个体的认知能力则处于受损状态(MMSE 得分 <24 分则被认为存在认知障碍)
	心理健康	心理健康(心力)是老年人内在能力的重要内容,涉及孤独感、安全感与自主性等方面。如果个体存在一项或多项心理问题,则心理健康处于受损状态
	患病状况	患病状况是从疾病的角度考察个体的功能状态,主要关注高血压、心脏病、关节炎、糖尿病等影响老年人活动能力的疾病患病情况
	社会参与	社会参与是老年人功能发挥的重要体现,也是健康老龄化的重要内容。老年社会参与的方式多样,包括有组织的社会活动,也包括日常的娱乐活动。如果社会参与存在限制,则个体的功能发挥处于受损状态

续表

模块	一级指标	指标说明
照护内容	生活照料	生活照料包括助餐、助浴、助洁等照护服务,目的在于帮助老年人应对日常生活
	健康护理	健康护理包括康复指导、基础护理、专业护理、用药管理等照护服务,目的在于帮助老年人恢复或维持健康状态
	精神慰藉	精神慰藉包括上门探访、心理咨询等服务,目的在于帮助老年人疏导心理问题
	家庭支持	家庭支持包括日托中心等喘息服务,目的在于缓解与减轻家庭照护的压力,提高长期照护的质量
	临终关怀	临终关怀包括死亡教育、临终护理、姑息治疗、居丧照护等综合服务,目的在于提高濒死老年人的生命质量
照护资源与环境	社区养老服务设施	个体知晓的社区养老院、老年日间照料中心等养老服务设施情况
	社区医疗服务设施	个体知晓的社区卫生服务中心等医疗服务设施情况

表3 相对重要性等级

标度	含义
1	表示两个因素相比,具有同样的重要性
3	表示两个因素相比,一个因素比另一个因素稍微重要
5	表示两个因素相比,一个因素比另一个因素明显重要
7	表示两个因素相比,一个因素比另一个因素绝对重要
9	表示两个因素相比,一个因素比另一个因素极端重要
2,4,6,8	为上述相邻判断的中值

表 4 – 1　个体功能模块下各一级指标重要性比较 *

相对重要性比例		
9:1 8:1 7:1 6:1 5:1 4:1 3:1 2:1 1:1 1:2 1:3 1:4 1:5 1:6 1:7 1:8 1:9		
日常生活自理能力		工具性日常生活自理能力
日常生活自理能力		身体活动能力
日常生活自理能力		认知功能
日常生活自理能力		患病状况
日常生活自理能力		心理健康
日常生活自理能力		社会参与
工具性日常生活自理能力		身体活动能力
工具性日常生活自理能力		认知功能
工具性日常生活自理能力		患病状况
工具性日常生活自理能力		心理健康
工具性日常生活自理能力		社会参与
身体活动能力		认知功能
身体活动能力		患病状况

续表

相对重要性比例

	9:1	8:1	7:1	6:1	5:1	4:1	3:1	2:1	1:1	1:2	1:3	1:4	1:5	1:6	1:7	1:8	1:9	
身体活动能力																		心理健康
身体活动能力																		社会参与
认知功能																		患病状况
认知功能																		心理健康
认知功能																		社会参与
患病状况																		心理健康
患病状况																		社会参与
心理健康																		社会参与

* 注:请您依据上表各指标之间的相对重要性填写表格。例如,若您认为"患病状况"相对"日常生活自理能力"明显重要,您就在相应的"1:5"空格打"√";同理,若您认为"心理健康"相对"社会参与"稍微重要,您就在相应的"3:1"空格打"√"。

表4-2 照护内容模块下各一级指标重要性比较*

相对重要性比例

	9:1	8:1	7:1	6:1	5:1	4:1	3:1	2:1	1:1	1:2	1:3	1:4	1:5	1:6	1:7	1:8	1:9	
生活照料																		健康护理
生活照料																		精神慰藉
生活照料																		家庭支持
生活照料																		临终关怀

相对重要性比例

9:1 8:1 7:1 6:1 5:1 4:1 3:1 2:1 1:1 1:2 1:3 1:4 1:5 1:6 1:7 1:8 1:9

健康护理	精神 慰藉
健康护理	家庭 支持
健康护理	临终 关怀
精神慰藉	家庭 支持
精神慰藉	临终 关怀
家庭支持	临终 关怀

＊注:请您依据上表各指标之间的相对重要性填写表格。例如,若您认为"生活照料"相对"健康护理"明显重要,您就在相应的"5:1"空格打"√";同理,若您认为"家庭支持"相对"精神慰藉"稍微重要,您就在相应的"1:3"空格打"√"。

表4–3 照护资源与环境模块下各一级指标重要性比较＊

相对重要性比例

9:1 8:1 7:1 6:1 5:1 4:1 3:1 2:1 1:1 1:2 1:3 1:4 1:5 1:6 1:7 1:8 1:9

社区养老 服务设施	社区医 疗服务 设施

＊注:请您依据上表各指标之间的相对重要性填写表格。例如,若您认为"社区养老服务设施"相对"社区医疗服务设施"明显重要,您就在相应的"5:1"空格打"√";同理,若您认为"社区医疗服务设施"相对"社区养老服务设施"稍微重要,您就在相应的"1:3"空格打"√"。

第二部分:专家情况调查表

填写说明:为了便于我们分析资料,请您填写以下内容或在您认为合适的栏内打"√"。

表1　专家基本情况调查

姓名		性别		年龄	
技术职称				最高学历	
工作单位				工作年限	
专业擅长					
通信地址					
联系电话					

表2　专家对咨询内容的熟悉程度调查

内容	熟悉程度				
	很熟悉	熟悉	一般	不熟悉	很不熟悉
个体功能					
日常生活自理能力					
工具性日常生活自理能力					
身体活动能力					
认知功能					
心理健康					
社会参与					
照护内容					
生活照料					
健康护理					
精神慰藉					
家庭支持					

续表

内容	熟悉程度				
	很熟悉	熟悉	一般	不熟悉	很不熟悉
临终关怀					
照护资源与环境					
社区医疗服务设施					
社区养老服务设施					

表3 专家对咨询内容的判断依据调查

判断依据	对专家判断的影响程度		
	大	中	小
理论分析			
实践经验			
对国内外相关研究的了解			
主观判断			

再次感谢您对本研究项目的支持和指导!